主编 徐 娟 李英华

口腔疾病
百问百答

100
Questions
and Answers
about
Oral Diseases

上海交通大学
SHANGHAI JIAO TONG UNIVERSITY PRESS
出版社

内容提要

本书以"对话＋原创漫画"的创新形式，通过情景问答串联知识点，生动普及口腔健康知识，兼具趣味性与专业性。全书分为三大模块：第一部分"初识口腔"，即第一章，系统讲解口腔结构、牙齿发育及诊疗流程，破除就医疑虑；第二部分"疾病解析"，包括第二章到第七章，聚焦牙体牙髓病、牙周病、正畸等常见问题，结合致病机制与症状，引导读者精准就医；第三部分"科学防护"，即附录，针对不同人群提供日常护理指南与疾病预防策略，倡导"防大于治"理念。

本书覆盖全生命周期，特别采用大字排版、插画辅助，兼顾老年读者与儿童读者的阅读需求，既可为大众居家必备的口腔健康百科，亦可为口腔从业者提供科普参考，助力全民提升护牙意识，守护健康笑容。

图书在版编目（CIP）数据

口腔疾病百问百答 / 徐娟，李英华主编. — 上海：
上海交通大学出版社，2025.5. —（名医讲堂）.
ISBN 978-7-313-32543-3

Ⅰ. R78-44

中国国家版本馆CIP数据核字第2025VH0697号

口腔疾病百问百答

KOUQIANG JIBING BAIWEN BAIDA

主　　编：徐　娟　李英华

出版发行：上海交通大学出版社　　　　　　地　　址：上海市番禺路951号

邮政编码：200030　　　　　　　　　　　　电　　话：021-64071208

印　　制：常熟市文化印刷有限公司　　　　经　　销：全国新华书店

开　　本：890mm×1240mm　1/32　　　　印　　张：6.625

字　　数：140千字

版　　次：2025年5月第1版　　　　　　　　印　　次：2025年5月第1次印刷

书　　号：ISBN 978-7-313-32543-3

定　　价：68.00元

编委会

主　编　徐　娟　李英华

副主编　田徐腾越　刘华蔚

编　委　李典潞　谭新颖　张芷源　佟奎沅　宋铁砾　朱鑫美

　　　　　刘　倩　乔昕瑞　崔露露　郑智蕴　毕文婷

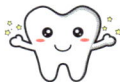

序　一

　　作为一名长期致力于口腔医学研究与教育的工作者，我有幸见证了口腔健康领域从基础理论到临床实践的巨大进步。今天，能够为这本《口腔疾病百问百答》撰写序言，我感到无比荣幸。此书不仅凝聚了众多口腔医疗工作者的心血，更为广大读者提供了如何维护和改善自身口腔健康的详尽指南。

　　本书从八个方面进行深入浅出的口腔健康知识普及，系统地涵盖了从认识我们的口腔到正畸治疗，再到正确保护口腔健康的全方位内容。它不仅是一部知识汇编，也是一座连接普通大众与专业医学知识的桥梁。通过简洁明了的语言和生动具体的案例，即使非专业人士也能轻松理解复杂的医学概念。如"牙体牙髓疾病"章节详细介绍了龋齿的发生机制及其预防措施，使每一位读者都能成为口腔健康的守护者。

　　同时本书也对科学前沿技术的应用进行展示。在介绍牙周疾病、外科疾病及口腔黏膜病等更为专业的领域时，本书结合了最新的科学研究成果和技术进展，为读者提供参考。以"种植牙修复"为例，书中不仅阐述了传统治疗方法，还展示了近年来在材料科学和生物工程技术方面取得的突破性进展。这些创新不仅提高了治疗效果，也极大地提升了患者的生活质量。

　　本书还强调了个性化健康管理的重要性，为个性化健康管理提供指导。无论是儿童期的乳牙护理，还是老年人面临的牙齿缺失问题，都提供了针对性强、操作简便的建议。对于成年人而言，了解遗传因素、不良习惯（如吸烟、嚼槟榔）及精神压力对口腔健康的影响至关重要，据此进行有针对性的预防有助于将疾病扼杀在萌芽状态。

此外，《口腔疾病百问百答》不仅关注口腔本身的健康问题，还深入探讨了口腔健康与其他全身性疾病之间的关系。这种跨学科的研究视角提醒我们：保持良好的口腔卫生习惯不仅是对自己口腔健康负责的表现，更是维护整体健康不可或缺的一环。

总之，这本书是一份珍贵的知识宝库，它不仅能帮助读者解决实际遇到的问题，还能激发人们对口腔健康的重视。我希望每一位翻开这本书的朋友都能够从中受益，让科学的健康管理理念融入日常生活，共同迎接更加美好的明天。在此，我也呼吁更多的同仁加入普及口腔健康知识的行列中来，因为每个人的微笑，是我们共同努力的方向。

本书主编之一徐娟主任为上海市泗泾医院的口腔科主任医师，曾获第四届"上海市区域名医"、第五届"松江工匠"称号。她从事口腔领域工作二十余年，深耕口腔种植、全口义齿及美学修复。她在医疗技术、科室管理、科研创新、科普推广等多方面的工作卓有成效，被称为口腔健康领域的"六边形战士"。我在参加学术研讨会时，认识了拥有美国国立卫生研究院博士后、中国人民解放军总医院临床及口腔医学博士后经历的徐娟主任，我被她美丽的笑容、对口腔健康事业的热爱及独特的见解所折服。每次与她交谈，我都能收获关于口腔健康的新知识。

主编之二李英华副教授是一名长期活跃在医学科研、科普战线上的专家。她在长期开展口腔健康防治措施研究的同时，搜集了大量与口腔健康相关的文献资料，结合居民关注的口腔健康热点问题，编纂集成了本书的前沿观点。

本书从青少年儿童及中老年人群的牙周疾病的预防、治疗等多方面进行科普，内容新颖，适用性强，是一部值得推广的口腔健康科普图书。

谨以此序，共鉴共赏！

徐培成，主任医师，二级教授

享受国务院政府特殊津贴专家

上海交通大学医学院附属第九人民医院口腔分院名誉院长

上海市徐汇区牙病防治所名誉所长

全国劳动模范，首批"上海工匠"

上海市口腔医学会常务理事

上海市口腔医学会口腔全科专业委员会副主任委员

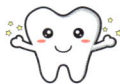

序 二

常见口腔疾病有龋齿、牙髓炎、牙周病、口腔溃疡等，随着人们饮食习惯逐渐发生改变，以及口腔卫生保健意识的不足，导致近年来口腔疾病的发病率居高不下，这种情况在老年人群中更为突出。有研究预测，到 2050 年，全球患口腔疾病的人口将超过 10 亿，口腔疾病不仅影响人们的咀嚼、发音等基本功能，还可能引发或加重其他系统性疾病，如心脑血管疾病、糖尿病、呼吸道感染等。有证据显示，在口腔疾病患者中，因牙周病导致的牙齿缺失率高达 30% ～ 40%，这不仅严重影响人们的生活质量，还增加了医疗费用的支出。由于口腔疾病起病隐匿、病程长且易复发，其治疗过程复杂，需要提高警惕。早期发现并及时就医，配合定期的复查，能显著提高患者的生活质量。同时，口腔疾病的治疗，也会增加患者的经济负担，同时造成医疗资源的紧张，给公共卫生带来压力。因此，做好口腔疾病的早预防、早发现、早干预是维护健康的重要环节。《口腔疾病百问百答》一书图文并茂，生动活泼，通俗易懂，为读者提供了较为全面的关于口腔疾病的发生、发展和治疗知识，剖析了不同口腔疾病的成因、类型和防治策略，可以使大家对口腔疾病有基本的认知。

我们希望口腔健康与整体健康、生活质量，乃至与社会医疗负担之间的紧密关联能够受到足够的重视。让我们携手共进，从自身做起，从点滴做起，用科学的知识武装头脑，用良好的口腔卫生习惯守护健康，为实现全民口腔健康的目标不懈努力，为人类健康事业贡献一份力量。

特作此序，与君共享！

胡敏，主任医师，解放军口腔研究所副所长

曾任解放军总医院口腔颌面外科主任

中华口腔医学会口腔颌面外科专委会主任委员

中国生物材料学会颅颌面材料分会主任委员

国家科技进步二等奖获得者

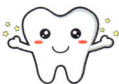

前　言

　　赶在 2025 年 3 月 20 日"世界口腔健康日"之前，我们终于将这本《口腔疾病百问百答》的内容整理完毕。借此机会，我们满怀激动地推出这本书，以庆祝这个特殊的节日。因为今年的口腔健康日有着更特殊的意义。今年的主题——"口腔健康，身心健康"，强调了口腔健康与身心健康的紧密联系，也为我们提供了一个绝佳的平台来探讨和宣传这一重要主题。

　　本书为读者提供一个全面了解口腔健康的窗口。详细解答了关于牙齿、牙龈、唾液及口腔黏膜等各个方面的问题，并深入探讨了口腔疾病对整体健康的潜在影响。无论是龋齿、牙周病，还是口腔癌前病变，我们都希望通过详尽的知识介绍和实用建议，帮助每一位读者更好地理解如何预防和管理口腔问题。

　　此外，本书还介绍了最新的治疗技术和护理方法，包括数字化口腔扫描技术、生物材料的应用及种植义齿技术的进步等。通过展示这些前沿科技，我们希望激发公众对于现代口腔医学的兴趣。

　　本书旨在搭建一座桥梁，连接普通大众与专业的口腔医疗知识，提升社会对维护良好口腔卫生习惯的关注度。我们相信，通过提高口腔疾病患者及其家属对口腔健康管理的认知水平，可以有效促进个人及家庭的整体健康状态，为构建更加健康的社区和社会贡献力量。

　　谨以此书献给所有关心自己和家人健康的朋友，希望它能成为您维护口腔健康道路上的忠实伙伴。愿每一位读者都能从这本书中获得有益的信息，并将其应用于日常生活中，享受更加美好的生活。

徐娟

2025 年 3 月 20 日

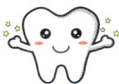

目 录

目 录

第五章　口腔黏膜疾病

第六章　牙的修复与种植困惑
——口腔内也要进行"装修" …………… 131

第一章

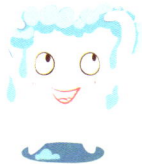

认识我们的口腔

1. 牙齿是怎么组成的

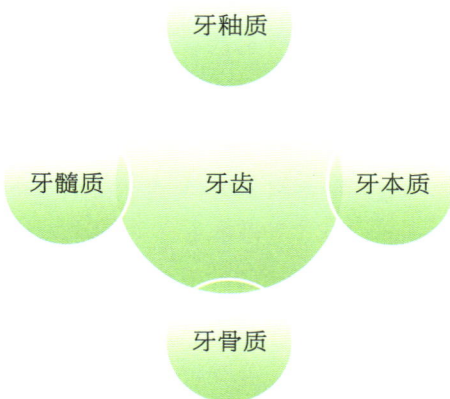

牙釉质

牙髓质　　牙齿　　牙本质

牙骨质

牙釉质、牙本质、牙骨质、牙髓质。你们介绍一下自己！

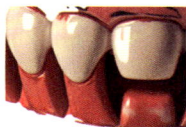

▲ 牙齿

我是牙釉质，在牙冠的表面，半透明，高度钙化，最坚硬，牙尖和切缘处厚，牙颈处薄。爱美，每天都要亮晶晶的。注意哦，我在矿化程度高时会呈浅黄色，矿化程度低时呈乳白色。

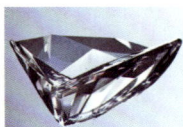

▲ 牙釉质

我是牙骨质，住在牙根表面，颜色是淡黄色的，比牙本质深，但硬度比牙本质低。我和牙釉质在牙颈部位的连接处称为釉牙骨质界，是牙冠和牙根的界线。有时候我被牙釉质覆盖，有时候我与牙釉质相接，有时候我覆盖牙釉质。但有一种情况需要大家注意，当牙釉质与牙骨质不连接，牙本质暴露于口腔，就容易发生龋齿和敏感。

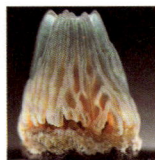

▲ 牙骨质

我叫牙本质，颜色淡黄，被牙釉质和牙骨质保护得很好。牙冠上有牙釉质保护我，牙根上有牙骨质保护我。我有牙髓腔，里面有牙髓组织，我的硬度比牙釉质低，但比身体的普通骨头硬一点。

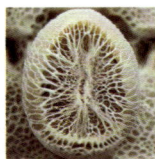

▲ 牙本质

▲ 牙髓质

我是牙髓质，是牙齿中唯一的软组织。血管、淋巴管和神经通过根尖处的小孔与外界相连。在靠近牙本质的位置，还存在着具有分化再生能力的细胞，可以不断形成新的牙本质。

2. 牙体组织成员的功能是什么？

▲ 牙釉质

我们牙釉质承担了保护牙本质和牙髓组织的任务，让它们免受冷热和机械刺激，还能提高上下牙的咬合接触关系。

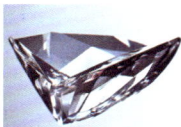

▲ 牙骨质

我们牙骨质承担修复和再生的任务，当发生牙骨质折裂或吸收时，便不断形成新的牙骨质，保证牙齿稳固不松动。

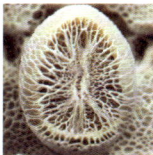

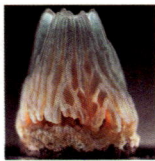

▲ 牙本质

我们牙本质是牙齿的主体，既要支撑牙釉质和牙骨质，也要保护牙髓组织，由许多牙本质小管组成。牙本质小管从牙髓延伸到牙釉质与牙本质的交界面。我的有机物含量高于牙釉质，具有一定的营养代谢功能。而且我的牙本质小管可以帮助牙髓内的神经末梢感受温度、化学和压力的刺激。

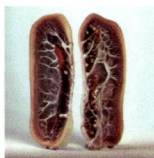

▲ 牙髓质

我们牙髓质向牙本质提供氧和营养物质，以维持牙本质的活力。我含有成牙本质细胞和具有分化能力的细胞。当龋齿或磨损刺激时，能促进新的牙本质形成，使牙本质增厚，防止我受到刺激。当牙齿受到细菌感染时，我还参与免疫过程，发生免疫反应，对抗有害物质。

3. 恒牙和乳牙有哪些不同 ❓

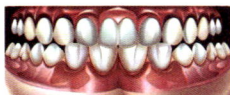

乳牙接管期：6 个月 ~ 2.5 岁，乳牙萌出；6 岁，开始乳牙和恒牙替换；12 ~ 13 岁，乳牙让位于恒牙。

恒牙接管期：6 岁，第一恒磨牙萌出；12 ~ 13 岁，恒牙全面接管乳牙承担的口腔工作任务。

乳牙通常有20颗，由上下颌的 8 颗乳切牙、4 颗乳尖牙和 8 颗乳磨牙组成，牙釉质矿化程度差，透明性不好，呈现乳白或白垩色。体积上要比恒牙短小，根尖偏向唇侧，髓腔壁薄，髓腔大。整体圆润，牙尖、窝沟、边沿嵴结构不明显。

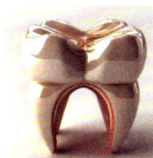

▲ 乳牙

一般人有 28～32 颗恒牙，分别是 8 颗切牙、4 颗尖牙、8 颗前磨牙和 12 颗磨牙。其中，第三磨牙（又名智齿）的数目因人而异（1～4 颗不等），有些人天生没有 4 颗第三磨牙。恒牙牙釉质矿化程度一般较高，透明性较好，牙齿多呈淡黄色。

▲ 恒牙

4. 切牙、尖牙、前磨牙和磨牙分别有哪些作用？

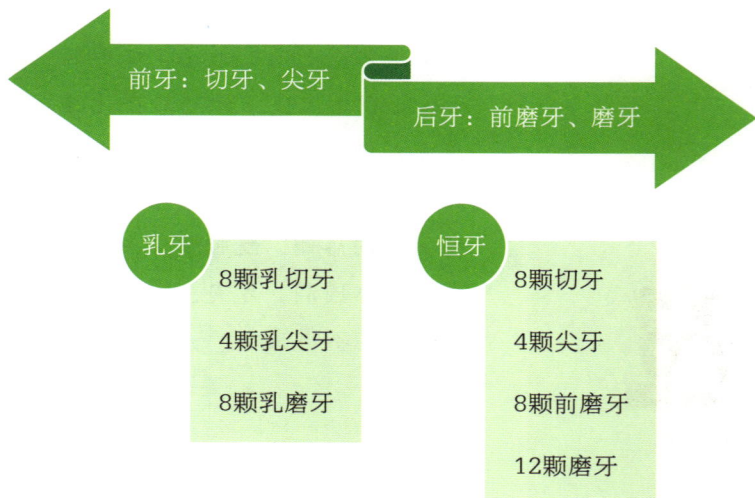

前牙：切牙、尖牙

后牙：前磨牙、磨牙

乳牙

8颗乳切牙

4颗乳尖牙

8颗乳磨牙

恒牙

8颗切牙

4颗尖牙

8颗前磨牙

12颗磨牙

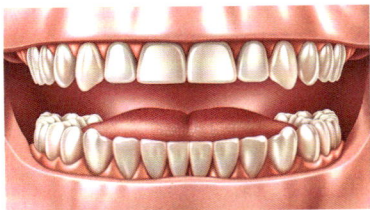

来找一找牙齿
各自的位置吧!

切牙上下左右一共8颗,上颌中切牙、上颌侧切牙、下颌中切牙、下颌侧切牙各2颗。单根牙,牙颈厚,切端薄,主要功能是切割食物。

尖牙一共4颗,上颌尖牙、下颌尖牙各2颗。切端有一个又长又大的牙尖。主要功能是咀嚼过程中穿刺和撕裂食物。

前磨牙位于尖牙与磨牙之间,又叫双尖牙,一共8颗,上颌第一前磨牙、上颌第二前磨牙、下颌第一前磨牙和下颌第二前磨牙各2颗。牙冠呈立方体形状,有2～3个牙尖。牙根为1～2根,主要功能是协助尖牙撕裂并捣碎食物。

磨牙位于口腔最深处,一共12颗,上颌第一、第二、第三磨牙,下颌第一、第二、第三磨牙各2颗。体积大,牙冠呈立方体或长方体,𬌗面有4～5个牙尖。牙根一般为2～3根,主要功能是磨碎食物。

5. 牙齿的发育和萌出有规律吗

牙的发育是一个长期且连续的过程，不同的牙发育时间不近相同。这一过程最早可以追溯到胚胎期，并且持续到出生之后。一般遵循以下萌出规律：左右成对萌出，通常下颌牙比上颌同名牙早。女性牙齿萌出一般较男性早。萌出过程中可能出现牙龈肿胀、瘙痒等症状，通常随牙齿完全萌出而消失。

牙胚形成

时间点：胚胎期第 5 周。

上下颌牙弓对应的未来牙齿位置，细胞活跃增殖形成牙胚。

成釉器负责生成牙釉质，牙乳头发展为牙髓和牙本质，牙囊形成牙骨质、牙周膜和固有牙槽骨。

牙冠雏形形成

胚胎进一步发育，牙胚分化成牙冠初步形态，显出牙齿形状和轮廓。

牙根形成

当牙冠基本成型后，牙根开始发育伸长，以固定牙齿在牙槽骨中。

萌出过程

发育中的牙穿过骨质和口腔黏膜出现在口腔中，达到咬合状态。

萌出前期：牙胚在牙槽骨中移动，保持正确萌出位置。牙冠表面覆盖缩余釉上皮，保护牙冠并帮助破坏结缔组织。最终牙齿进入口腔，向咬合方向移动，建立稳定的咬合关系。

6. 牙齿的排列特点是什么？

正常的牙齿特点：外形规则、整齐，每个牙在牙列中有自己特定的位置。牙与牙之间紧密接触，不仅可以在咀嚼过程中互相支持，传导和分散咀嚼压力，提高咀嚼效能，还有利于牙列的稳固，防止牙齿移位并避免食物嵌塞，保护龈乳头。同时牙齿排列呈弓形，内侧为舌头提供足够的活动空间，外侧可以支撑起唇、颊软组织，使面部更加丰满。

牙列出现缺失或异常时，不但会影响美观，而且对咀嚼、发音、表情等功能都会产生影响。根据两侧尖牙区牙齿排列特点，牙列分为三种基本形态：尖圆形、方圆形和椭圆形。尖圆形，上颌牙列自侧切牙切缘开始向后弯曲，弓形牙列的前牙段向前突出比较明显。方圆形，上下颌牙列中的四个切牙的切缘连线略直，弓形牙列从尖牙的远端开始弯曲向后。椭圆形，介于方圆形和尖圆形之间，这种类型自上颌侧切牙的远中逐渐转向后端，使前牙所连成的弓形较圆。每一颗牙齿在牙列中都会按照一定的方向和角度进行排列。

近远中方向上的倾斜规律：从牙弓正前方观察，上颌中切牙牙根微向远中倾斜 $5°\sim10°$，侧切牙比中切牙倾斜度大，尖牙的倾斜度位于中切牙和侧切牙之间。下颌中切牙比较垂直，侧切牙和尖牙倾斜度依次增大，牙根向远中方向倾斜；从牙弓侧面观察，上下颌前磨牙在近远中方向上的倾斜度一般比较垂直，自第一磨牙开始，上下颌磨牙逐渐向近中倾斜，程度依次增大。

唇（颊）舌向的倾斜：从牙弓的正面观察，上颌后牙微向颊侧倾斜，下颌后牙微向舌侧倾斜，有一定的覆盖关系。从牙齿的侧面观察，上下颌前牙均向唇侧方向轻微突出。

垂直向关系：从上颌中切牙的近中邻接点，到双侧第一磨牙的近中颊尖顶所构成的平面，以该𬌗平面为参考时，上颌中切牙的切缘与𬌗平面平齐，上颌侧切牙离开𬌗平面0.5～1 mm，上颌尖牙的牙尖，第一前磨牙、第二前磨牙的颊尖、第一磨牙的近中颊侧牙尖在𬌗平面上。其他牙尖均离开𬌗平面，且越靠近远中的方向，距离越大。

每个人的脸型、颌骨大小和遗传特征都有所不同，所以"正常"牙齿排列可能会有所变化。

最重要的是，牙齿排列可以影响口腔卫生、功能性和美观性。如果有牙齿排列问题，可能需要通过正畸治疗来纠正，以改善咬合功能和美观。

牙齿正畸，也叫矫正牙齿或牙科矫正，是一种专门用来矫正牙齿排列不齐、咬合问题（如开𬌗、深覆𬌗、反𬌗等）及调整颌骨位置的牙科分支。牙齿正畸不仅为了美观，还可以改善口腔健康，提高咀嚼效率，减少牙齿和牙龈疾病的风险，增强患者的自信心。

牙齿正畸的常见原因主要有以下7点。①拥挤：牙齿过于紧密，没有足够的空间正常排列；②间距：牙齿之间存在较大的空隙；③突出：上前牙或下前牙过度前突；④反𬌗（地包天）：下前牙位于上前牙前方；⑤深覆𬌗：上前牙覆盖住过多的下前牙；⑥开𬌗：上下前牙在咬合时无法接触；⑦反锁𬌗：上后牙位于下后牙内部。

7. 不同发育阶段的𬌗都有什么特点 ❓

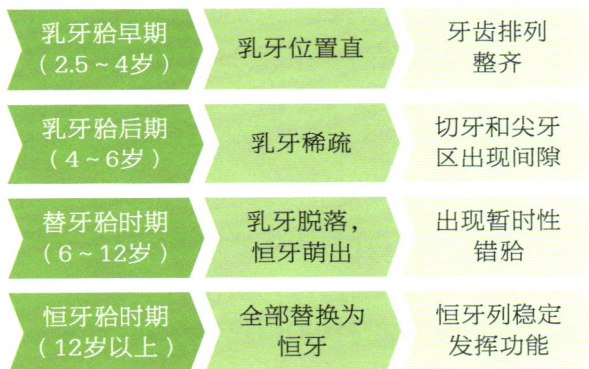

乳牙𬌗早期 （2.5~4岁）	乳牙位置直	牙齿排列 整齐
乳牙𬌗后期 （4~6岁）	乳牙稀疏	切牙和尖牙 区出现间隙
替牙𬌗时期 （6~12岁）	乳牙脱落， 恒牙萌出	出现暂时性 错𬌗
恒牙𬌗时期 （12岁以上）	全部替换为 恒牙	恒牙列稳定 发挥功能

▲ 不同发育阶段的𬌗特点

替牙𬌗时期牙列咬合关系变化很大，口内不断有乳牙脱落和恒牙的萌出，常会出现暂时性的错𬌗。常见的表现如下：

（1）上唇系带位置过低，位于上颌中切牙之间的位置。

（2）上颌左右两个中切牙牙冠偏向远中，中间形成明显的间隙。

（3）上颌的侧切牙牙冠向远中方向偏斜。

（4）恒切牙刚萌出时，可能会呈现一定的拥挤状态。

（5）上颌前牙盖过下颌前牙的垂直距离超过下颌前牙牙冠长度的1/3，呈现轻度深覆𬌗。

（6）下颌第一磨牙的位置位于上颌第一恒磨牙的偏远中方向。

这些类型的错𬌗表现多数情况下是可以自行调整的，不需要治疗。但一旦不能自行消失，则有可能影响颌骨和牙齿的发育，所以一定要细心观察，慎重进行诊断。

牙尖交错𬌗指的是，上下颌牙牙尖交错，达到最广泛、最紧密接触的一种咬合关系。在牙尖交错𬌗中，整个牙列和牙周组织受力均匀，可以更好地承担和分散咬合负担，最大限度地发挥各个牙的咀嚼功能。牙尖交错𬌗是一种十分重要的接触关系，具有以下特点。

（1）近远中向：牙尖交错位时，上下颌牙列中线与面中线一致，正对唇系带。除了下颌中切牙和上颌最后一颗磨牙外，其他牙均为一颗牙对应接触对颌两颗牙，即除了同名牙外，上颌牙与下颌同名牙远中邻牙的近中部分接触，而下颌牙与上颌同名牙近中邻牙的远中接触。在临床工作中，常用尖牙接触关系和第一磨牙接触关系为标志，描述上下颌牙之间近远中位置关系。尖牙之间的接触关系大体上反映了前牙的近远中向的接触关系。正常情况下，上颌尖牙的牙尖对应着下颌尖牙远中方向的唇侧斜面，下颌尖牙牙尖对着上颌尖牙近中方向的舌侧斜面。而第一磨牙接触关系则是指，在正常咬合下，上颌第一磨牙近中颊侧牙尖对应着下颌第一磨牙的颊沟，下颌第一磨牙远中颊侧牙尖对着上颌第一磨牙𬌗面中央窝。上下颌第一磨牙的接触关系也被称为中性关系。

（2）唇（颊）舌向：一般情况下，上颌牙列略大于下颌牙列。所以上颌牙列会覆盖着下颌牙列的唇侧和颊侧，下颌牙列接触上颌牙列的舌侧。并通过覆𬌗和覆盖来描述这一情况。

覆𬌗是指在牙尖交错𬌗时上颌牙盖过下颌牙唇（颊）面的垂直距离。覆盖是指在牙尖交错𬌗时，上颌牙盖过下颌牙的水平距离。在前牙表现为上颌切牙盖过下颌切牙的垂直距离不超过下颌切牙唇面切端的 1/3 为正常覆𬌗，上颌切牙盖过下颌切牙唇面的水平距离在 3 mm 以内为正常覆盖。

（3）垂直关系：在牙尖交错𬌗时，上、下颌牙的𬌗面具有多种接触关系。在切牙位置，下颌切牙切缘的唇侧与上颌切牙舌面窝的相应位置轻接触。上颌后牙的颊侧牙尖咬在下颌后牙的颊面侧；上颌后牙的舌侧牙尖分别与下颌牙中央窝和近中颊沟相接触。

8. 牙齿也会变老吗 ?

与人体其他部位相同，牙齿也会随着年龄的增大，发生一些潜移默化的改变。

随着年龄的增长，牙齿逐渐被磨损，牙釉质变薄，患牙周病的风险增加，牙髓腔的体积不断减少，供应牙本质的营养减少，牙髓修复功能减弱。

在外形方面，随着时间的推移，牙齿在日常的咀嚼过程中会逐渐磨损，原先的边边角角在长期使用下被打磨的圆钝；𬌗面的尖、嵴、窝沟等结构被磨平；𬌗面边缘与邻面的转折处被打磨的锋利尖锐。牙釉质整体变薄，更有严重的情况下，牙釉质直接全部消失，暴露出内部的牙本质，对日常饮食中冷、热、酸、甜的敏感性增加。牙齿的颜色也可能因为饮食带来的色素沉着变暗变黄。

随着年龄的增长，患牙周病的风险也会增加。长期受到牙周疾病损害，可以引起牙龈的退缩和牙槽骨的吸收。若牙齿受到过大的咀嚼压力或是异常方向的作用力，牙根可能会出现吸收。这些都会导致牙齿的松动和脱落。

在牙齿内部也发生了一些变化。牙髓中的成牙本质细胞具有不断新形成牙本质的能力，随着年龄的增长，牙本质会不断增多，牙髓腔的体积则不断减小。如果受到龋齿或是异常磨损的刺激，则会产生更多的牙本质，加快髓腔的缩小，出现根管的闭塞。随着年龄的增加，牙髓内的细胞数量和大小也会逐渐减少。以上这两种变化，都会使牙髓的各种功能逐渐降低。髓腔变小、血管的数目减少也会造成血供的不足，没有足够的营养物质和氧气，牙髓也难以维持在免疫和修复的能力。神经纤维的减少，会导致牙髓对外界刺激的敏感性降低，出现问题时不易被发现。

9. 牙齿的邻居有哪些？

我们的牙齿并不是孤零零地待在嘴巴里，每一颗牙都需要有包围、支撑它的"土壤"，也就是我们所说的牙周组织。牙周组织包括牙龈、牙槽骨和牙周膜。

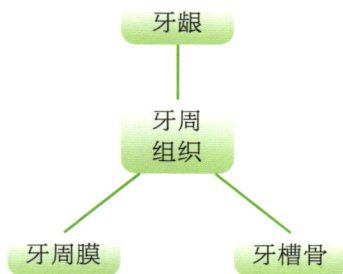

牙龈 — 牙周组织 — 牙周膜 — 牙槽骨

牙槽骨是上下颌骨包围和支持牙根的部分，容纳牙根的窝称为牙槽窝，牙槽窝的内壁称为固有牙槽骨，牙槽窝在冠方的游离端称为牙槽嵴，牙齿与牙齿之间的牙槽骨称为牙槽嵴间隔。固有牙槽骨在 X 线片上呈围绕牙根的一条连续的致密白线。当牙槽骨因为炎症或创伤等原因发生吸收时，在 X 线片上固有牙槽骨将会模糊、中断，甚至消失。牙槽骨是全身骨骼系统中改建和代谢最活跃的部分。牙槽骨具高度可塑性，受压力时可发生骨质吸收，受牵引力时则发生骨质增生。

根据骨内骨皮质和骨松质的分布，可将骨质分为四类：Ⅰ类，颌骨大部分由骨皮质组成；Ⅱ类颌骨中央为高密度骨松质，周围由厚的皮质骨包绕；Ⅲ类，颌骨中央为具有一定强度的低密度骨松质，周围为薄的骨皮质包绕；Ⅳ类，颌骨中央为低密度骨松质，周围为薄的骨皮质包绕。

下颌骨Ⅰ类和Ⅱ类多见，上颌骨磨牙区Ⅲ类和Ⅳ类多见，机械强度较差。Ⅱ类和Ⅲ类骨质是种植治疗最理想的颌骨骨质。

牙龈是覆盖在牙槽突表面和牙颈部周围的咀嚼黏膜。由上皮和其下方的结缔组织组成，包括游离龈、附着龈和龈乳头三部分。

游离龈又称边缘龈，呈圈领状包绕牙颈部，宽度 1 mm。正常呈粉红色，菲薄且紧贴牙面。游离龈与牙面之间的间隙称为龈沟，龈沟的底部称为结合上皮。龈沟的深度可以作为临床检查中的一个重要指标，健康牙龈的龈沟平均深度约为 1.8 mm。正常牙周探针深度不超过 3 mm。

附着龈与游离龈连续，表面均为角化上皮。其下方富含胶原纤维，血管较少，所以附着龈呈现粉红色坚韧的状态。在日常生活中可以起到抵御外部刺激、稳定龈缘、支持义齿等作用。

龈乳头呈锥形，充满于两颗相邻牙齿接触区靠近牙根方向的楔状隙中。龈乳头具有重要的美学作用，当牙龈出现萎缩时，龈乳头缩短变小，无法将楔状间隙填满，就会形成"黑色三角区"，影响美观。每个牙齿颊侧和舌侧的龈乳头在牙齿邻面接触区下方汇合处略凹向下，称为龈谷。由于该处上皮较薄弱，而且容易堆积菌斑不易清理，该处常为牙周病的始发部位。

生物学宽度指龈沟底部与牙槽嵴顶之间，约 2 mm 的恒定距离，它由结合上皮全层和结合上皮底部与牙槽嵴顶之间的结缔组织组成。无论是牙齿萌出、人工牵引、牙齿外伤等情况，牙槽骨都会通过自身的沉积和吸收，去努力维持这一恒定宽度。

牙周膜，又称牙周韧带，是围绕牙根并且连接牙根和牙槽骨的一层致密结缔组织。牙周膜内有四种类型的细胞：结缔组织细胞、Malassez 上皮剩余细胞、防御细胞和神经、血管相关细胞。牙周膜内最重要的成分是由胶原构成的主纤维。主纤维束呈束状排列，一端埋入牙骨质内，另一端埋入牙槽骨内，从而将牙齿悬吊稳定在牙槽窝内。根据牙周膜主纤维束的位置和排列方向分为：牙槽嵴纤维、横纤维、斜纤维、根尖纤维和根间纤维。虽然不同纤维束在不同的位置和不同的排列方向，但是它们之间可以互相协调，支持和稳固牙齿。在咀嚼食物的过程中，牙周膜能够吸收和分散咀嚼力，减少对牙齿和牙槽骨的压力，起到缓冲的作用。牙周膜内也含有丰富的血管神经，可以为牙齿提供必要的营养和感觉。

10. 什么是牙菌斑和牙石？

▲ 牙齿上的细菌

▲ 牙菌斑

▲ 牙石

口腔清洁后几分钟内，唾液中的蛋白迅速吸附到洁净的牙表面，形成一层薄膜。这层薄膜在几个小时内会迅速堆积增厚，并选择性吸附口腔中的细菌，便形成了牙菌斑。同时这层薄膜自身还含有多种蛋白质、糖类和脂肪，可以为细菌提供营养。越来越多的细菌在薄膜上驻扎下来，不同的细菌相互连接，形成了一个相对平衡的生态环境。定植下来的细菌开始迅速繁殖、生长和扩散，使薄膜上的细菌数量和种类增多，形成复杂细菌群。十余天便可形成成熟牙菌斑。

在显微镜下看牙菌斑，是一个三维立体结构的生态系，由三层结构组成：基底层、中间层和表层。基底层位于靠近牙面的获得性薄膜表面。中间层是牙菌斑的主要部分，由多种微生物构成，丝状菌与牙面垂直排列，形成栅栏状结构，栅栏中间穿插着许多其他细菌。菌斑表层由多种细菌、脱落坏死的上皮细胞、食物残渣等组成。多层结构可使不同细菌之间相互协作、共同生存，包裹它们的薄膜基质可以作为一层屏障，帮助抵抗药物成分的影响和宿主自身的防御反应。

牙石是由唾液中的矿物盐成分逐渐沉积于牙菌斑的表面，发生钙化后形成的。以龈缘为边界，将牙石分为龈上牙石和龈下牙石。我们日常生活中在口腔内常见的为龈上牙石，一般体积较大，多为白色或黄色，如果有吸烟、饮茶等习惯，可以呈深褐色或黑色，在下颌前牙舌面多见。

牙石是牙周疾病的重要致病因素。牙石的表面粗糙，为菌斑的进一步积聚和矿化提供了理想的表面，同时会对牙龈产生一定的机械刺激。牙石的多孔结构，容易吸附大量的细菌，可引起组织炎症。

牙石无法通过刷牙的方法去除，影响口腔健康，所以去除牙石是治疗牙周疾病和维持疗效的基本方式。

健康小贴士

洗牙是有效去除牙石和牙菌斑的方法，建议半年到一年洗一次为佳。

11. 牙周袋是如何形成的？

牙周病是影响牙齿支持结构的炎症性疾病。牙周袋的形成是牙周病发展过程中的一个关键阶段，通常经历以下步骤：

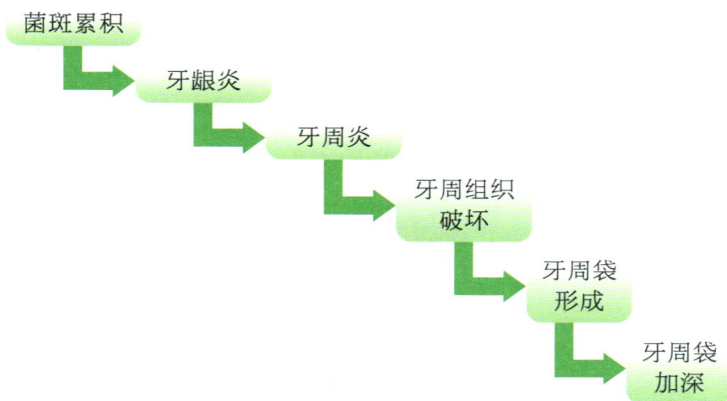

▲ 牙周袋形成过程图

（1）菌斑积累：牙周病的初始阶段通常是由于牙齿表面积累的牙菌斑。

（2）牙龈炎：如果牙菌斑未被及时清除，它会引起牙龈发炎，即牙龈炎。此时牙龈可能会变红、肿胀并容易出血。

（3）牙周炎：如果牙龈炎未得到治疗，炎症会进一步发展，影响更深层的牙周组织，包括牙周膜和牙槽骨，形成牙周炎。

（4）牙周组织破坏：随着牙周炎的进展，牙周膜和牙槽骨开始被破坏，导致牙齿支持结构减弱。

（5）牙周袋形成：牙周组织的破坏导致牙龈与牙齿分离，形成牙周袋。牙周袋是牙龈边缘与牙齿之间形成的一个深袋，可以容纳细菌和食物残渣。

（6）牙周袋加深：随着牙周病的进一步发展，牙周袋可能会加深，细菌和炎症产物在袋内积累，导致更多的牙周组织破坏。

牙周袋的形成是一个渐进的过程，可以通过良好的口腔卫生习惯（如正确刷牙、使用牙线和定期洗牙）来预防或减缓其发展。如果牙周袋已经形成了，则建议进行专业的牙周治疗，如牙周洁治和刮治，以及牙周手术等手段帮助改善牙周情况。

12. 牙齿和牙槽骨是什么关系呢？

牙齿与牙槽骨之间相互依存，相互影响。

牙槽骨的生长发育需要依赖于牙齿的功能性刺激。牙齿的健康和功能对牙槽骨的保存至关重要，一旦牙齿拔除或脱落，牙槽骨就失去了正常的生理性刺激，牙槽骨的高度和宽度会发生变化，逐渐萎缩，直至牙槽突丧失殆尽。因此在口腔科的相关治疗中，应以尽量保存患者自身的牙为原则选择治疗方案。在拔牙、失牙后及时进行修复治疗，恢复对牙槽骨的正常刺激，以达到减缓牙槽骨吸收的目的。

反过来，牙槽骨的健康状况也直接影响到牙齿的稳定性和功能。在正常情况下，牙槽骨的吸收与新生是平衡的，牙槽骨高度可以保持不变。患牙周炎时，慢性炎症向深部扩散到牙槽骨附近，骨表面和骨髓腔会分化出更多破骨细胞，可以导致牙槽骨的吸收量大于新生量，丧失骨质，高度降低，出现牙齿松动。这是导致成年人牙齿丧失的主要原因。保持口腔卫生、定期进行口腔检查是维护牙槽骨健康的重要措施。

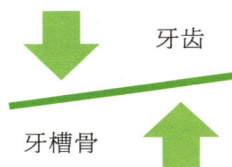

13. 口腔中的唾液是从哪来的

一个正常成年人每天的唾液分泌量为 1 000 ~ 1 500 ml。在静止状态下，唾液也在不断分泌，大约每分钟分泌 0.5 ml。当口腔受到食物的机械、温度、化学刺激时，位于黏膜和舌的神经感受器兴奋，将神经冲动沿着传入神经送达中枢，再通过传出神经将信号传递至唾液腺，引起唾液分泌增多。相应的视觉、听觉和嗅觉刺激时，也可以引起唾液分泌量增多。情绪、气候、年龄、食物及药物等都会影响唾液分泌。

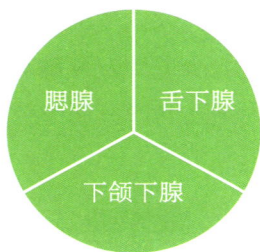

▲ 口腔内的三大唾液腺

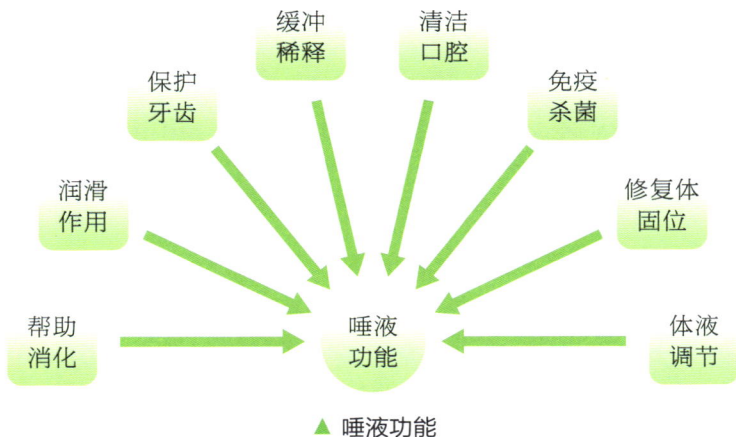

（图：腮腺、舌下腺、下颌下腺）

（图：唾液功能 —— 缓冲稀释、清洁口腔、保护牙齿、免疫杀菌、润滑作用、修复体固位、帮助消化、唾液功能、体液调节）

▲ 唾液功能

14. 造成口臭的"元凶"是谁❓

造成口臭的原因主要是呼出的气体中含有细菌分解代谢产生的少量挥发性硫化物成分。根据来源的不同，可以分为口腔内来源的口臭和口腔外来源的口臭。

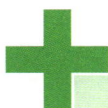

| 口腔内来源：舌苔、牙周病 | 口腔外来源：化脓性扁桃体炎，鼻部、肺部炎症感染，肿瘤分泌物，消化系统的黏膜炎症等 |

▲ 口臭来源

消除口臭的措施：认真刷牙，适当清理舌苔，对症消除炎症。

15. 怎样实现"8020"目标，拥有健康口腔❓

针对长寿和口腔健康之间的关系，世界卫生组织提出了"8020"的目标。"8020"具体指的是，当一个人到了80岁，应该至少拥有20颗能够正常咀嚼、不松动的牙齿，这与一生重视口腔健康是分不开的。健康的牙齿可以享受美食，还可以避免营养不良等健康隐患。拥有一口好牙，才能享受生活的每一刻。

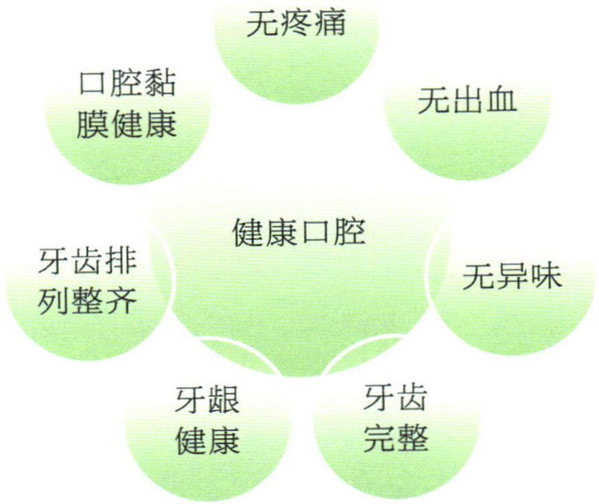

无疼痛

口腔黏
膜健康

无出血

牙齿排
列整齐

健康口腔

无异味

牙龈
健康

牙齿
完整

▲ 健康口腔的特征

如果刷牙或用牙线洁牙时出现牙龈出血现象，或口腔有异味时，需要注意口腔问题。健康的牙龈颜色呈现粉红色，质地坚韧，边缘清晰。健康的口腔黏膜应平滑无瑕，呈粉红色，没有溃疡、白斑或缺失。牙齿拥挤或错位时容易为细菌提供藏匿角落。

16. 引发口腔疾病的"幕后黑手"是谁？

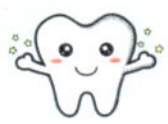

口腔卫生不良 正确使用牙刷、牙线，可以有效预防龋齿和牙周病

饮食习惯 高糖、酸性食物、酸性饮料促进口腔细菌生长，加速牙釉质酸蚀脱矿，导致龋齿

吸烟	增加口腔癌及牙齿变色风险，吸烟导致牙周组织厌氧菌增加，导致牙周疾病
酒精	长期酗酒导致破骨细胞活性增加，牙槽骨吸收增加
药物	抗抑郁药、抗胆碱能药、利尿剂引起唾液分泌减少，细菌侵袭风险增加，四环素类导致牙齿变色
遗传	影响矿化的基因会对牙齿形态造成影响
激素	雌激素可以提高牙龈对外界刺激的敏感度，少量牙菌斑也会导致严重牙周疾病
压力和焦虑	焦虑和压力会导致免疫系统改变进而影响口腔健康
不良习惯	横向刷牙、过硬的牙刷会导致牙颈磨损和牙龈萎缩，磨牙、紧咬牙、嗑瓜子会损害牙釉质
营养	胚胎发育和生长过程中缺乏维生素D和钙、磷，会导致牙齿发育不良。

17. 口腔检查六部曲是什么？

| 问诊 | 视诊 | 探诊 | 叩诊 | 牙髓测试 | 影像检查 |

问诊
通过交谈，了解有无疼痛、敏感、牙龈出血，发现可能风险，提供预防建议

视诊
肉眼观察五官是否对称、有无畸形，是否存在缺牙、拥挤或间隙、牙体有无缺损、龋齿或染色

探诊
牙针探头评估牙体硬组织健康状况，探测早期龋损、龋洞和缺损处的部位、深度、大小和有无穿髓孔，底部是否变软、敏感、酸痛等。牙周探针探测牙周袋深度、牙槽骨吸收等

叩诊
镊子末端轻叩患者牙齿，了解患者牙齿的稳固性、牙周健康、牙髓活力及牙体硬组织隐裂

牙髓测试
温度活力和电活力测试，温度测试用热牙胶或冰水刺激，了解温度感知，电测试通过电流强度测试牙髓反应

影像检查
根尖片、全景片、锥形束CT将口腔和周围结构图像拍摄下来，了解牙齿、牙槽骨和颌骨内部情况，帮助诊断疾病、评估治疗效果和指导手术

第二章

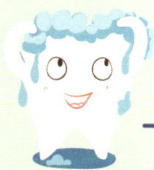

牙体牙髓疾病
——小小的牙有大大的学问

18. 龋齿是被"蛀虫"咬坏的吗？

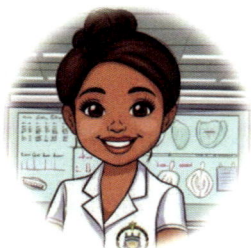

> 龋齿不是虫洞哦，它是酸性物质腐蚀的洞孔。

　　龋齿，实际上并非真的有"蛀虫"藏匿在牙齿中。酸性物质腐蚀牙齿的硬组织，形成明显的凹陷或洞孔称为龋齿。那么，龋齿究竟是如何形成的呢？让我们深入探究龋齿的形成过程。

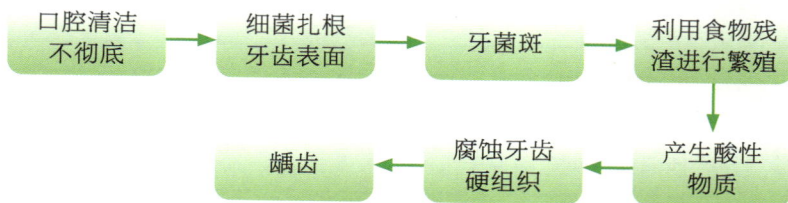

口腔清洁不彻底 → 细菌扎根牙齿表面 → 牙菌斑 → 利用食物残渣进行繁殖 → 产生酸性物质 → 腐蚀牙齿硬组织 → 龋齿

▲ 龋齿的形成过程

19. 谁是龋齿的最爱？

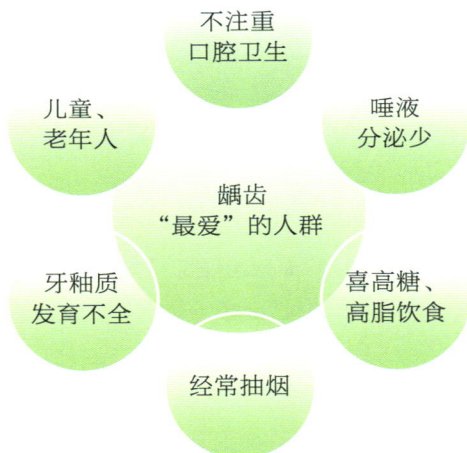

不注重
口腔卫生

儿童、
老年人

唾液
分泌少

龋齿
"最爱"的人群

牙釉质
发育不全

喜高糖、
高脂饮食

经常抽烟

▲ 易患龋齿人群

　　这些人群由于各自的生活习惯、生理特征或环境因素，使得他们更容易受到龋齿的影响。因此，这些人群有必要采取相应的预防措施和定期口腔检查。

保持口腔卫生，控
烟、控糖、控碳酸饮料，
可以有效预防龋齿哦！

20. 为什么有的蛀牙悄无声息，而有的却痛彻心扉？

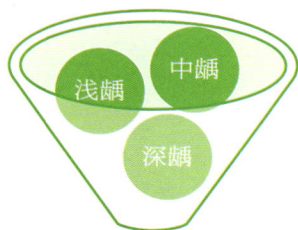

▲ 龋齿程度

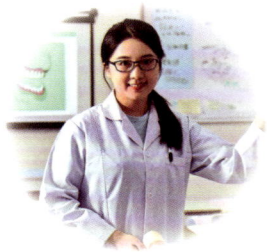

牙痛不是病，痛起来真要命。痛还是不痛，龋的程度说了算！

　　浅龋通常会在牙齿的表层显现出棕色或黑色的斑点，在多数情况下，患者并不会感受到疼痛。

　　中龋的龋坏已经发展到了牙本质的浅层，患者在食用冷食、热食、酸食或甜食时，很容易感受到牙齿变得敏感。

　　深龋的龋坏已经侵犯到了牙本质的深层，此时牙齿上会出现明显的龋洞，食物嵌塞的情况也会时常发生，而且无论进食冷食、热食、酸食还是甜食，都可能引发疼痛。

　　当龋洞的发展比较严重时，牙髓被暴露出来，可能会引发牙髓炎，其症状表现为对冷热刺激的疼痛反应非常剧烈，而且在夜间睡眠时，疼痛感会有所加重。如果深龋或牙髓炎没有得到及时的治疗，细菌和其他病原微生物可能会进一步感染，这可能会导致根尖周组织的发炎，患者会出现牙龈红肿及咬合时疼痛的症状。

21. 乳牙发生龋坏应该怎么办 ❓

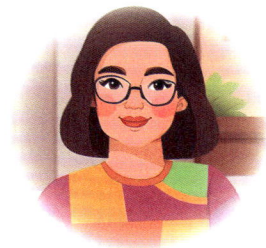

医生，反正孩子都是要换牙的，乳牙有龋齿了不管可以吗？

乳牙是否需要治疗，要看病变的范围和程度，当感染影响到恒牙时，需要拔除或根管治疗哦！

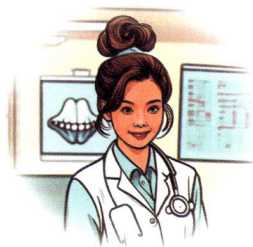

在许多家长的观念中，认为乳牙最终会自然脱落，并替换为恒牙，因此当孩子乳牙出现龋坏时，家长往往不给予足够的重视，甚至忽略治疗。乳牙的健康状况不仅关系到儿童当前的饮食和生活质量，更对恒牙的正常发育和口腔的整体健康有着深远的影响。

乳牙是否需要治疗，其关键在于病变的范围和程度。根据病变的不同程度采取不同的治疗方法。

（1）龋齿充填治疗：当龋齿尚未波及牙髓，仅局限在牙釉质或牙本质时，充填治疗是最佳选择。此时龋齿尚处于初期，治疗效果最佳。医生会将龋齿周围已经感染的牙体组织彻底清除，然后用树脂材料进行填补，恢复牙齿结构的完整性和功能。

（2）根管治疗：当龋已经波及牙髓时，就需要进行更为复杂的根管治疗。根管治疗的过程包括清除感染的牙髓组织，对根管进行彻底的消毒和清洁，然后使用专为乳牙设计的封闭材料充填根管，最后对患牙进行修复。这一过程虽然复杂，但能够有效地控制感染，防止病变扩散，保护儿童的牙齿健康。

（3）拔除治疗：在某些情况下，如龋齿已经波及患牙根尖组织，甚至侵犯到恒牙胚时，为了避免感染继续侵犯恒牙，医生可能会建议拔除患牙。这一决策是出于对儿童整体口腔健康的考虑，虽然暂时缺失一颗牙齿，但能够阻止病情进一步恶化，为恒牙的正常发育创造良好的环境。

关于乳牙龋坏的问题，家长们应该树立正确的观念，积极配合医生的治疗建议，帮助儿童建立良好的口腔卫生习惯，不要影响恒牙的萌出和发育。

22. 如何预防和治疗龋齿？

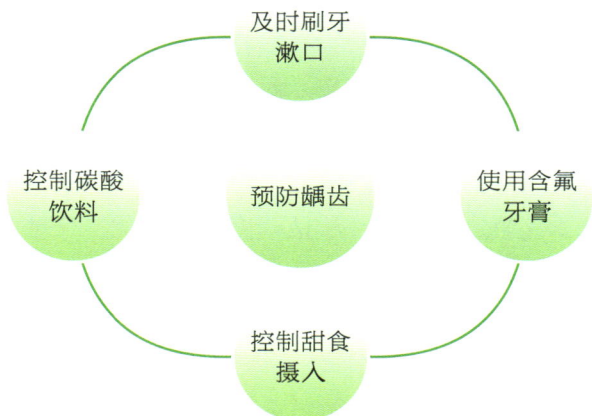

及时刷牙
漱口

控制碳酸
饮料

预防龋齿

使用含氟
牙膏

控制甜食
摄入

▲ 龋齿预防措施

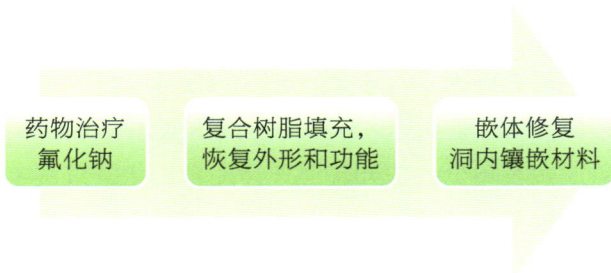

药物治疗
氟化钠

复合树脂填充,
恢复外形和功能

嵌体修复
洞内镶嵌材料

▲ 龋齿治疗方案

23. 牙釉质发育不全可以通过后天补钙来治疗吗？

　　牙釉质发育不全是指牙齿在发育过程中，由于各种原因导致牙釉质形成不足或矿化不良。对于这种情况，是否可以通过后天补钙来治疗？

　　牙釉质发育不全可分为两种：轻度和重度。① 轻度表现：牙釉质基本完整，只有颜色和透明度发生变化，牙釉质部分呈现白垩色，或者牙釉质表面有一些浅槽或细的水平线，并且在牙釉质表面探及不平整的感觉，通常没有任何症状。② 重度表现：牙齿表面存在实质性缺损，并且在牙釉质表面存在带状或巢状的棕色凹陷。

　　牙釉质发育不全有很多原因：① 母体在妊娠期患风疹、毒血症，婴儿期患高热疾病（肺炎、麻疹、猩红热、白喉等）。② 营养不良，佝偻病，维生素 A、维生素 C、维生素 D 及钙缺乏，以及免疫遗传因素。③ 乳牙根尖周感染，任何恒牙都可能由于乳牙根尖周感染而导致牙釉质发育不全。

　　牙釉质发育不全，主要是在牙齿发育钙化的过程中受到影响而留下的缺陷，通常在牙齿萌出后才能被发现，这时牙齿已经无法自行恢复。牙釉质发育不全的牙齿钙化程度较差，容易患龋齿，一旦龋齿形成，其发展速度会比较快。因此，对于这类牙齿，我们应该采取防龋处理，以减缓病情的发展。对于轻微的釉质发育不全，可以不进行特殊的治疗，但如果是严重的情况，应使用复合树脂或贴面来覆盖，这样不仅可以改善牙齿的外观，还能在一定程度上保护牙齿，防止进一步的损伤。

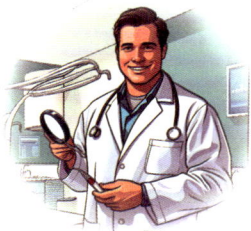

缺钙引起的牙釉质发育不全，补充钙和维生素 D 可以帮助牙齿更好地矿化。如果是遗传或内分泌问题导致的，依靠单纯补钙不能解决问题。

补钙的作用：补钙可以增加牙体硬组织的矿物质含量，从而促进牙釉质的矿化，有助于改善牙齿的抗龋能力。然而，如果牙釉质发育不全已经形成，单纯的补钙并不能直接修复已经形成的缺陷。这是因为牙釉质一旦发育完成，就不会再生或自我修复。

适用情况：对于因缺钙引起的牙釉质发育不全，补充钙和维生素 D 可以帮助未完全发育的牙齿更好地矿化，特别是还处在发育阶段的儿童，摄入适当的钙对牙齿健康是有益的。

保持良好的口腔卫生习惯，定期进行口腔检查和清洁，避免食用过硬或过冷的食物，可以保护受损的牙釉质。

特殊情况：如果牙釉质发育不全是由于遗传因素、内分泌问题或其他全身性疾病造成的，那么简单的补钙可能不足以解决问题，需针对具体病因采取相应的医疗干预。

总之，虽然补钙可以在一定程度上支持牙齿健康，但对于已经形成的牙釉质发育不全，它并不是解决方案，通常需要配合其他专业的治疗方法。

24. 牙齿上怎么多冒出了个尖尖 ❓

异常发育的中央尖是指在牙齿咬殆面中央凹陷区域出现的异常凸起，这种凸起的形态多种多样，包括圆锥形、圆柱形或者半球形等，其高度在 $1 \sim 3$ mm。这种现象最常见于下颌的前磨牙，尤其是第二前磨牙，往往呈现出对称性生长的特征。

当这样的牙齿在咀嚼过程中与其他牙齿接触时，中央尖有很高的概率发生断裂。一旦断裂，可能会导致牙髓暴露，进而引发感染和坏死。对根尖的正常发育也会造成干扰，或者引发根尖的炎症反应。然而，也存在一种情况，即中央尖随着时间的推移逐渐磨损，此时修复性牙本质可能会形成，牙齿则不会出现疼痛等症状。

别让畸形中央尖影响了你的口腔健康。

在临床治疗中，一旦发现畸形中央尖，医生会根据具体情况制订不同的治疗计划：① 如果中央尖形状圆钝，且不影响正常的咀嚼功能，医生可能不会对其进行处理。② 对于尖锐且较长的中央尖，由于其更容易折断，医生会在牙齿刚刚萌出的阶段，在实施麻醉和严格消毒的条件下，一次性磨除中央尖，然后进行常规的牙髓治疗。或者，医生可以多次少量调磨中央尖。

③ 如果中央尖的折断导致了牙髓或根尖的病变，医生可能会采用根尖诱导成形术或根管治疗术来治疗。这两种手术都是旨在恢复牙齿功能和防止进一步的感染。

25. 为什么有些人的牙齿数目和其他人不同？

正常的成年人口腔内通常会生长出一套完整的牙齿，这套牙齿的总数在 28 ～ 32 颗。这其中包括了 12 颗粗壮的磨牙，它们位于口腔的后侧，主要的功能是咀嚼和研磨食物。紧接着是 8 颗前磨牙，这些牙齿位于磨牙前方，也参与食物的咀嚼过程。再是 4 颗尖锐的尖牙，它们通常用来撕裂食物。最后是 8 颗锋利的切牙，位于口腔最前方，主要用于切断食物。此外，在口腔内最里面的位置，还生长着 4 颗智齿，它们属于第三磨牙。然而，并不是每个人都会长出这 4 颗智齿，有些人的智齿可能不会萌出，因此他们的牙齿总数可能会少于 32 颗。

牙齿数目的异常主要可以分为两种情况，一种是额外牙，另一种是先天性缺牙。

（1）额外牙：这种牙齿可以在颌骨的任何部位生长，但在实际情况中，最常见的是"正中牙"，它位于上颌的两颗中切牙之间，通常只有一个。这个"正中牙"的体积较小，牙冠的形状像一个圆锥，而且它的根也比较短。除了"正中牙"之外，上颌第四磨牙也是额外牙的常见类型，它位于第三磨牙的远中侧。此外，额外牙还可能出现在下颌的前磨牙区域或上颌的侧切牙区域。这些额外牙可能会正常萌出，也可能会阻生在颌骨内，如果发生阻生，它们可能会影响邻近牙齿的位置，甚至阻碍邻近牙齿的正常萌出，同时也有可能导致牙列拥挤，从而成为牙周病和龋齿的发病因素。

（2）**先天性缺牙**：这种情况可以分为三种类型，分别是单个缺牙、多个缺牙和全部缺牙。单个缺牙通常发生在恒牙列中，而且多数情况下是对称性的，最常见的是缺少第三磨牙，也就是智齿。其次，常见的是上颌侧切牙或下颌第二前磨牙的缺失。单个缺牙的具体原因目前还不清楚，但普遍认为可能存在家族遗传的倾向。至于全口多数牙缺失或全口缺失牙，我们称为无牙畸形，这通常是全身性发育畸形的局部表现。如果追溯家族史，可能会发现遗传的相关线索。

26. 牙齿越白越好吗？

给大家布置个任务，回家给家人科普一下，为什么健康牙齿是淡黄色的？

牙齿的天然颜色并不是纯白的，健康的天然牙本色就是淡黄色。从牙龈向牙尖，天然牙的颜色是从黄到白渐变的，牙龈位置偏黄，牙尖位置偏白。如果牙齿并不是上面所说的健康淡黄色，那么可能的原因主要有两种：外源性染色和内源性着色。

（1）**外源性染色**：是由个人卫生习惯及饮食习惯引起的，

如过多饮用红酒、咖啡、茶或其他含色素的饮料，经常抽烟，又不及时清理口腔。

（2）内源性变色：包括在牙齿发育时期，服用特殊药物造成的四环素牙（黄、灰或灰黑色）、高氟地区饮用水造成的氟斑牙（棕褐色斑块），以及釉质发育不全（白垩色斑块）、牙外伤（灰或灰黑色）造成的牙体变色等。

27. 什么是氟牙症？

换牙前避免长期摄入过量的氟。

氟牙症，也被称为氟斑牙或斑釉牙，是色素牙的一种类型，其特征是牙齿出现黄色损害，这是慢性氟中毒在口腔中的早期表现。具体来说，氟牙症是在牙齿的发育和矿化过程中，由于长期摄入过量的氟，导致牙釉质的矿化和发育出现异常。这种症状在牙齿萌出后显现出来，其临床特征表现为釉质表面出现细小的、不透明的条纹，随后可能发展成为牙面的不透明区域，形成类似粉笔状的白垩色区域。在严重情况下，还可能出现釉质的缺损。

氟牙症的表现形式多样，白垩色的侵犯可能局限于部分牙齿表面，也可能覆盖整个牙齿表面。在白垩色区域，可能出现黄色、褐色、棕色甚至黑褐色的着色表现。而釉质缺损则可能表现为分散或融合成片状的缺损，甚至在极端情况下导致牙齿变形。

值得注意的是，氟牙症具有一定的地区性特征，它是一种典型的地方病。如果在 7 岁之前，长期居住在饮水中氟含量高的流行区，即使日后迁往他处，也不能避免以后萌出的恒牙受累。相反，如果在此年龄段之前没有长期居住在氟含量高的地区，那么就不会出现氟牙症。

28. 牙齿的磨损与磨耗有何不同

牙齿磨损是一种由于机械摩擦作用造成的牙齿硬组织逐渐减少的情况，这种情况通常是由于多种原因引起的，如咬合力过大、夜磨牙、不良的咬合习惯等。牙齿磨损可能会对牙齿健康造成严重影响，因此需要引起足够的重视。磨耗是指牙齿在生长发育和咬合过程中，牙齿生理性的均衡的硬组织丧失，这是一种正常的生理现象。

在病因方面，牙齿磨损主要是由于咬合力过大、不良的咬合习惯等原因导致的。咬合力过大可能会导致牙齿过度磨损，而不良的咬合习惯也可能加重牙齿磨损的程度。此外，牙齿磨耗也是导致牙齿磨损的原因之一。而磨耗则通常是由于牙齿本身的结构磨损而导致的，这是一种正常的生理现象。

在症状方面，牙齿磨损可能会导致牙齿疼痛、移位、松动等症状。当牙齿磨损到一定程度时，可能会导致牙齿神经暴露，从而引起牙齿疼痛。同时，牙齿的移位和松动也可能导致牙齿功能受损。而磨耗通常会导致牙齿过敏、牙齿酸痛、牙齿外观改变等症状。牙齿过敏是指牙齿对冷、热、甜等刺激产生敏感反应。牙齿酸痛则可能是由于牙齿硬组织丧失导致的。此外，牙齿磨耗还可能导致牙齿外观发生改变，如牙齿变短、形状改变等。

如果出现牙齿磨损或磨耗的症状，建议及时到正规医院就诊，明确病因后，在医生的指导下进行针对性的治疗。牙齿磨损和磨耗的治疗方法包括修复治疗、牙齿保护措施等。修复治疗可以通过安装牙套、进行牙齿填充等方式来恢复牙齿的功能和外观。牙齿保护措施也是治疗牙齿磨损和磨耗的重要手段，如改善咬合习惯、定期进行口腔检查等。通过及时治疗和保护，可以有效减轻牙齿磨损和磨耗的程度，维护牙齿健康。

29. 喝可乐会把牙齿"溶解"吗？

预防牙酸蚀症，喝完雪碧、可乐后不要立即刷牙哦！

喝可乐真的会把牙齿"溶解"吗？这个问题涉及酸蚀症，即牙齿受到酸性物质侵蚀，导致牙体组织受损的一种疾病。酸蚀症是一种病理状态，它是由于牙齿表面直接接触酸的化学作用，没有任何细菌的参与，从而引发的慢性牙体硬组织表面浅层丧失的现象。

具体来说，当酸性物质进入我们的口腔，它们会与牙釉质中的磷酸钙发生反应，导致牙釉质的脱矿，进而引起硬组织的丧失。这就是为什么经常饮用碳酸饮料，或者大量食用过酸的食物，如柠檬等，会让牙齿更容易受到腐蚀。如果不及时采取措施，比如漱口，就可能引发酸蚀症。

酸蚀症的症状通常表现为牙齿的敏感性增加，严重时甚至可能导致牙髓病和根尖周病等后果。因此，在日常生活中应该尽量减少碳酸饮料的摄入，并在食用酸性物质后及时漱口，以减少酸蚀症的风险。

但需要注意的是，在进食酸性物质后，不要立即刷牙。这是因为，如果立即刷牙，牙刷和牙膏对牙齿的摩擦会进一步伤害已经受损的牙釉质，使得牙釉质受损的症状更加严重。因此，建议在进食酸性物质半小时后再开始刷牙，这样能有效避免酸性物质对牙体组织的损害。

总的来说，虽然喝可乐等碳酸饮料可能会导致牙齿酸蚀症，但只要我们采取正确的预防措施，比如减少摄入、及时漱口、合理安排刷牙时间等，就可以在很大程度上减少这种风险。

30. 为什么牙齿的"腰"上会有一个大缺口？

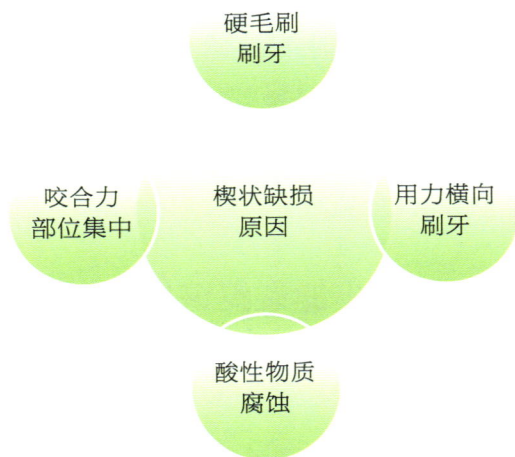

▲ 楔状缺损原因

楔状缺损是牙齿硬组织在唇颊侧牙颈部出现的一种缺损状况，这种情况在前磨牙中尤为常见。楔状缺损的形态特征是口大底小，其外形与木匠使用的楔子极为相似，因此得名。这种缺损的形成，主要是因为牙齿颈部的硬组织结构相对较为薄弱，容易被磨损。常见的原因包括使用硬毛牙刷进行刷牙、刷牙方式不当（如经常用力横向刷牙）、酸性物质对牙颈部硬组织的腐蚀作用，以及咬合力在某一部位的集中。

楔状缺损会导致牙本质暴露，使得牙齿对冷热温度的刺激变得异常敏感。此外，牙龈可能会出现萎缩，牙根也可能暴露出来。在严重情况下，楔状缺损甚至可能影响到牙髓，引发牙髓炎、根尖炎等疾病。最为严重的甚至会因为牙折而需要进行牙齿修复。

当牙颈部出现早期的楔状缺损时，应立即调整不良的刷牙习惯，避免紧咬牙齿，以延缓楔状缺损的发展。同时，可以使用抗敏感牙膏来缓解牙齿对冷热刺激的敏感症状。如果缺损凹陷较深，可能需要使用树脂材料来修复缺损。而如果缺损过深，导致牙神经暴露，那么就需要进行根管治疗，然后再进行修复，以防止牙齿崩裂。

31. 牙齿上有细小的裂纹该如何处理？

千万别忽视牙隐裂，它也会引起牙齿剧烈疼痛哦！

牙隐裂，即牙齿表面出现的非自然形成的小裂缝，这些裂缝往往隐藏得很深，难以察觉。它们通常是由牙齿结构中的薄弱环节、牙尖斜面过大或是受到外部力量的冲击等因素导致的。

一旦发现牙齿出现隐裂，我们可以采取一些措施来减缓其恶化。首先，通过调整牙尖斜面的大小，可以降低牙齿在咬合时承受的压力，进而防止裂纹的进一步加深。对于那些已经形成的较明显的表浅隐裂纹，我们可以采用打磨的方法进行处理，并使用树脂材料进行预防性填充，这样既能起到修复作用，也能防止裂纹扩大。

然而，如果隐裂的牙齿出现了剧烈疼痛等严重症状，那么就需要进行更深入的治疗了。这时，我们需要对牙齿进行牙髓治疗，以消除炎症和疼痛，并通过全冠修复来加强牙齿的结构，防止其因咀嚼而破裂。这样，我们就能有效地保护牙齿，避免病情进一步恶化。

32. 什么是牙本质敏感症？

牙本质敏感症是一种常见的牙齿问题，表现为牙齿在遭受各种外界刺激时所产生的一过性疼痛反应。这些刺激可能包括温度变化（如冷热交替）、化学物质接触（如酸性或甜味食物），以及机械作用（如刷牙或咬硬物）等。这种疼痛发作往往具有突发性，疼痛感强烈且尖锐，但通常仅持续短时间。

在正常情况下，牙本质被一层牙釉质所覆盖和保护。牙釉质是人体最硬的组织，能够有效防止外界刺激对牙本质的直接影响。然而，当牙齿受到各种牙体疾病（如龋齿、牙龈炎等）的侵袭，会导致牙釉质的损失，使得牙本质暴露在外，从而引发牙本质敏感症状。

一旦出现牙本质敏感症状，应引起足够的重视，及时就医以治疗相关的牙体疾病。医生可能会根据具体情况采取不同的治疗措施，如填充治疗、脱敏治疗等，以恢复牙齿的健康状况。

在日常生活中，为了缓解牙本质敏感症状，可以采用一些方法，如使用含有氟化钠或氯化锶等物质的抗敏感牙膏。这些抗敏感牙膏能够有效降低牙齿对各种刺激的敏感性，减轻疼痛感。此外，还应注意口腔卫生，定期进行口腔检查，避免牙齿受到进一步的损害。

33. 磕伤牙了该怎么办？

如果牙齿受到外伤，可根据轻微损伤、牙折断、牙齿移位、牙齿脱落等不同程度，进行不同处理。若情况严重，建议及时就医，并采取相应的措施进行处理。具体详情如下：

（1）轻微损伤：如果牙齿损伤轻微，无身体不适，可以不需要特殊治疗。可通过冷敷缓解疼痛和肿胀，减少出血和感染的风险，避免进食固体食物，改为流质或软食，减少对口腔的刺激和压力，帮助牙齿的恢复。

（2）牙折断：若牙冠部折断但没有暴露牙齿髓腔，可在断面涂布酸蚀剂后，用复合树脂黏接。如牙折造成牙髓暴露，可进行盖髓或根管治疗。同时应当拍摄X线片查看牙根是否有折断。

（3）牙齿移位：当牙齿受到外力作用，发生外伤移位，应及时去医院就医，局部麻醉后进行移位牙复位固定。

（4）牙齿脱落：牙齿受外伤影响而脱落，首先要保持冷静，不要惊慌失措，尽快将牙齿捡起，并收好，以防牙齿丢失不见。

将脱落的牙齿捡起后，需立即用生理盐水进行冲洗，并立即将牙齿放入生理盐水或牛奶中浸泡，避免牙齿干燥。如果所处的环境不方便用生理盐水浸泡，也可直接将牙齿放在口腔内用唾液将其浸湿，可以达到同等效果。

做了以上处理后就要尽快到医院就诊，医生会根据牙齿的情况进行处理。如果牙齿未失去活性，就可直接进行复位处理，将脱落的牙齿复位到牙龈上，再进行固定。

34. 牙疼有哪些表现？

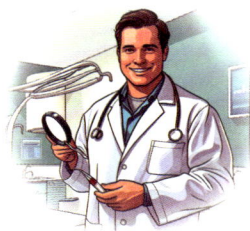

引起牙痛的原因有很多：牙龈炎、牙周炎、龋齿、牙本质过敏症、牙髓炎等。

牙疼是一种常见的口腔问题，它可能由多种原因引起，包括牙龈炎、牙周炎、龋齿、牙本质过敏症、牙髓炎等。牙疼的表现形式也是多样化的，具体可以分为以下几种：

（1）牙龈肿痛：一种常见的症状，通常是由于牙龈炎或牙周炎引起的。在这种情况下，患者可能会观察到全口牙龈出现红肿的现象，并且伴随有牙龈出血的情况。此外，患者可能会感受到口气不佳和牙齿松动，这给日常生活带来了很大的不便。食物嵌塞引起的牙龈乳头炎或智齿冠周炎也可能导致牙龈肿痛。

（2）冷热酸甜痛：这种疼痛通常是由于牙本质暴露引起的，尤其在中龋和牙本质过敏症的情况下更为常见。当牙齿受到冷热刺激或食用酸甜食物时，可能会感到短暂的疼痛。

（3）冷热刺激剧烈疼痛：这种疼痛通常是一过性的，尤其在深龋的情况下。如果冷热刺激后疼痛持续时间较长，就可能是牙髓炎的迹象。

（4）放射性疼痛：其特点是疼痛剧烈且无法定位到具体的牙齿。有时，疼痛的范围可能扩散到头胸部位。牙髓炎是导致这种症状的常见原因。

（5）自发性阵痛：一种没有明显诱因的疼痛，它通常是阵发性的，并且疼痛较为剧烈。这种症状多见于牙髓炎患者。夜间痛是牙髓炎的另一个特征，患者在夜间开始感到疼痛或疼痛加重，这常常影响到患者的睡眠质量。

（6）咬硬物疼痛：患者在咬硬东西时会感到疼痛，并且有咬硬物的历史。这可能是牙齿裂纹或牙齿已经裂开的表现。

（7）咬合痛：在牙齿轻微接触时即可感到剧烈疼痛的症状，患者可能会感到牙齿有浮起感，敲击牙齿时疼痛更为明显，并伴有胀痛的感觉。这种症状多见于急性根尖周炎。

以上是牙疼的一些常见表现，如果出现这些症状，建议及时就医，以便得到有效的治疗和缓解。

35. 牙髓炎为什么这么疼 ？

牙髓炎所引发的疼痛，其根本原因在于牙髓组织受到细菌的侵袭而导致的炎症反应。当牙髓遭受细菌感染后，炎症反应会引起髓腔内部的压力升高。这种压力的增加会进而对牙神经产生压迫和刺激，而牙神经作为疼痛信号的传递者，会将这种压力变化转化为疼痛信号，传递至中枢神经系统。中枢神经系统接收这些信号后，便会产生相应的疼痛感觉。

在牙髓炎的早期阶段，炎症可能较为轻微，髓腔内的压力尚处于可承受的范围，因此疼痛症状可能并不十分明显。然而，若是牙髓炎进入急性发作期，压力会在短时间内急剧变化，对神经的刺激也会相应增强，导致患者体验到剧烈的疼痛感。

牙髓炎对口腔健康的威胁不容小觑，它通常呈现恶化趋势。

如果牙髓炎得不到及时的治疗，不仅疼痛症状会反复出现，还可能有细菌通过根尖孔扩散至根尖周围组织，引发根尖周炎。因此，面对牙髓炎，我们必须给予足够的重视，切勿拖延，以免错失最佳的治疗时机，导致病情恶化。

牙髓炎的发病原因较为复杂，包括龋齿、牙齿外伤、细菌感染、牙周炎、牙齿治疗不当等。这些因素都可能导致牙髓组织的炎症反应，从而引起牙髓炎。

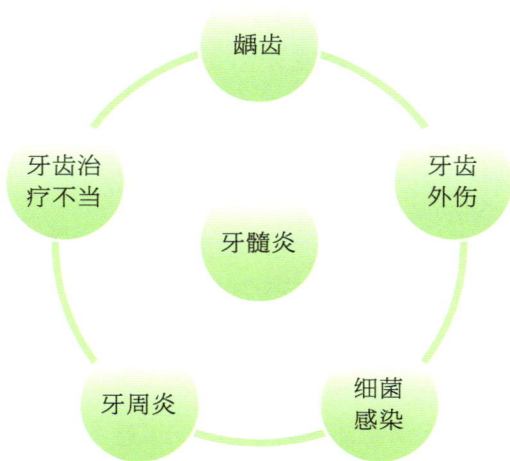

▲ 牙髓炎发病原因

（1）龋齿：龋齿是导致牙髓炎的最常见原因之一。牙齿硬组织在细菌和食物残渣的长期作用下，逐渐发生脱矿溶解，形成龋洞。随着龋洞的不断加深，感染逐渐蔓延至牙髓，引发牙髓炎。此外，龋齿还可能导致牙齿疼痛、敏感等问题，严重影响患者的日常生活。

（2）**牙齿外伤**：牙齿受到外力冲击或挤压时，可能导致牙齿硬组织损伤或牙髓暴露。这种情况下，牙髓组织容易受到细菌感染，从而引发牙髓炎。牙齿外伤可能发生在日常生活中，如运动、碰撞等，也可能发生在摔伤、交通事故等意外情况中。

（3）**细菌感染**：牙髓炎是一种感染性疾病，细菌是导致牙髓炎的重要致病因素。细菌可以通过牙体缺损、牙周袋、根尖孔等途径侵入髓腔，引发牙髓炎症。常见的细菌有链球菌、葡萄球菌等，这些细菌在口腔中广泛存在，正常情况下不会导致牙髓炎，在抵抗力下降或牙齿受到损伤时，容易侵入牙髓组织。

（4）**牙周炎**：牙周炎是牙龈、牙周组织的慢性炎症疾病，如果得不到及时治疗，可能导致牙槽骨吸收、牙齿松动，甚至牙齿脱落。牙周炎还可能引发牙髓炎，因为细菌可以通过牙周袋进入根尖孔，侵入髓腔，导致牙髓炎症。

（5）**牙齿治疗不当**：牙齿治疗过程中，如复合树脂填充、根管治疗等，如果操作不当，可能导致牙髓组织受损，细菌侵入，引发牙髓炎。此外，牙齿治疗后，如果患者不注意口腔卫生，也可能导致细菌感染，诱发牙髓炎。

牙髓炎的发病原因多样，预防和治疗牙髓炎的关键在于养成良好的口腔卫生习惯，定期检查牙齿，及时治疗口腔疾病。一旦出现牙髓炎症状，应及时就诊，以免病情恶化。

36. 除了牙髓炎以外，还有哪些原因
会导致牙疼？

> 不是所有的牙痛都是牙髓炎哦！有时候心脏疾病、颈椎疾病、神经性疼痛、神经官能症和动脉硬化等也会出现牙痛现象。

非牙源性牙痛有很多原因，最常见的是牙齿旁边的颌面部组织，比如上颌窦、颞下颌关节、颌骨和涎腺这些地方出了问题。但有时候，牙痛可能是由心脏、颈椎这些离牙齿很远的器官引起的。

神经性疼痛也会引起牙痛，比如偏头痛、丛集性头痛、三叉神经痛和带状疱疹。还有一些全身性疾病，比如糖尿病、动脉硬化、神经官能症、抑郁症等，这些病有时候也会出现牙痛的症状。

不过，还有一些牙痛的原因是不明确的，这类牙痛就被称为非典型性牙痛。总之，非牙源性牙痛的原因很多，需要医生的仔细检查和诊断才能判断疼痛来源。

37. 什么是急性根尖周炎？

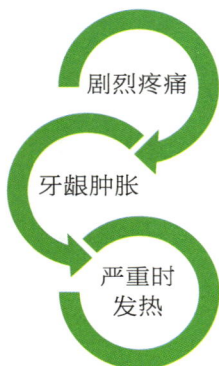

剧烈疼痛

牙龈肿胀

严重时
发热

▲ 急性根尖周炎特征

急性根尖周炎，正如其名所示，指的是牙齿根尖周围的组织在短时间内发生的强烈炎症反应。这种炎症可能源于多种因素，最常见的是细菌的侵袭，也可能是由于物理或化学刺激导致的组织损伤。

急性根尖周炎的主要临床特征是牙齿的剧烈疼痛，随着炎症的扩散，疼痛的程度逐渐加剧，甚至可能达到难以忍受的地步。患牙会给人一种"浮出"的感觉，即使是轻微的触碰或咀嚼食物，都会引起剧烈的疼痛反应。这种疼痛具有自发性和持续性，且通常伴有跳痛的特点，让患者能够准确地定位到疼痛的牙齿。

随着病情的加重，患牙对应的牙龈区域会出现明显的肿胀，并可能形成鼓包。当这些鼓包破裂、脓液流出时，患牙的疼痛感会暂时缓解。在牙龈上，可能会看到破溃的脓包或形成的窦道口，这些都是急性根尖周炎的典型症状。

除了局部的症状外，急性根尖周炎还可能引发全身性的反应，如发热、乏力等。这些症状的出现，表明炎症已经扩散到全身，需要立即进行医疗干预，以防止病情进一步恶化。总的来说，急性根尖周炎是一种需要及时治疗的口腔疾病，患者应尽快就医，以减轻症状并防止并发症的发生。

38. 牙髓根尖周病后应如何治疗

在牙齿遭受牙髓根尖周病侵袭后，必须实施根管治疗。根管治疗作为一种针对牙髓和根尖周组织感染的手术方法，其重要性不言而喻。

在根管治疗的过程中，医生会通过精密的机械操作和特定的化学方法，彻底清除根管内的大部分感染物质。紧接着，他们会对根管进行适度的扩大，并通过严格的消毒流程来杀灭残留的微生物。在消毒完成后，医生会使用专门的材料对根管进行紧密的充填，以确保根管内无空腔，从而有效防止感染再次发生。此外，这种充填还能有效隔绝根尖周组织和根管与外界环境的接触，进一步降低炎症复发的风险。

牙髓根尖周病，一定要采取根管治疗，药物治疗只能缓解疼痛，不能根治。

牙髓根尖周病是一种常见的牙齿疾病，其根本的发病原因在于髓腔内部的细菌感染及根尖周围组织的感染。这种病状通常是由于牙齿受到了刺激，导致炎症的发生。然而，如果刺激因素无法被彻底去除，炎症便会持续发展，甚至恶化。在这种情况下，仅仅依靠药物治疗是无法根治的。

虽然药物治疗可以在一定程度上缓解牙髓根尖周病的疼痛，如口服头孢类、硝唑类等消炎药物和布洛芬等止痛药物，但无法完全消除刺激因素。因此，药物治疗只能作为辅助手段，而不能作为主要的治疗方式。

针对牙髓根尖周病的治疗，最有效的方法是采用根管治疗。根管治疗可以彻底去除刺激因素，阻止炎症的发展。因此，如果患有牙髓根尖周病，应当到正规口腔诊所或医院接受治疗。

总之，牙髓根尖周病是一种需要综合治疗的疾病，只有通过根管治疗等方法，彻底去除刺激因素，才能真正治愈。因此，患者应当在医生的指导下，选择合适的治疗方式，以达到最佳的治疗效果。

39. 为什么说根管治疗是牙髓根尖周病的克星？

> 根管治疗对于牙髓根尖周病患者来说，能够减轻痛苦，防止感染扩散，免除拔牙，消除根尖周围组织损伤。

（1）根管治疗可以有效减轻患者的痛苦，防止感染扩散。对于那些已经出现牙髓炎的牙齿，如果不进行根管治疗，它们会继续恶化，最终导致牙髓坏死，甚至出现牙根周围的病变。这个过程往往伴随着剧烈的疼痛，而根管治疗可以有效地减轻这种疼痛，帮助患者快速止痛。此外，根管治疗还可以防止病情的进一步恶化，从而使患者更快康复。

（2）根管治疗的目的是尽量保留牙齿，避免拔牙。通过根管治疗，受侵犯的牙齿仍能得到有效的治疗，避免了因病情恶化而不得不拔除牙齿的尴尬。这对于患者来说，不仅能够保留牙齿的功能，还能避免拔牙带来的心理压力和额外的治疗费用。

（3）根管治疗不仅可以消除根管内的细菌及其分解产物和毒素，还可以治疗根尖周围组织的创伤，促进根周围组织的修复和愈合，消除根尖周围组织的损伤，从而切断口腔感染的来源。这样一来，牙齿和周围组织就能够恢复健康，患者也能够摆脱病痛的困扰。

40. 根管治疗失败后应该怎么办

医生，我妈妈根管治疗失败了，后续该怎么治疗？

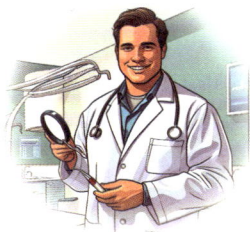

这个分情况，如果是根管清理不彻底，导致感染物残留，可以找有经验的医生再次进行根管治疗。

当进行根管治疗后，若疗效不理想，出现了治疗失败的情况，我们应当如何妥善应对呢？首先，针对那些由于根管清理不彻底，导致牙髓组织或感染物有所残留的情况，可以考虑再次进行根管治疗。这项治疗需由经验丰富的医生来执行，他们会再次对根管进行细致的清理，确保将残余的牙髓组织和感染物一并清除，随后进行严密的填充处理，以确保治疗效果的稳固。

而在另一种情况下，如果治疗失败是由于持续的根管外部泄漏感染所引起，那么可以考虑进行根尖手术治疗。由专业的医生通过在牙齿下方切开牙龈，将牙根尖部暴露出来。之后，医生会切除那些受到感染的根尖病变组织及部分牙根。在完成这一系列操作后，会对根尖进行倒充填治疗，以此确保根尖区域的感染得到控制，并尽可能地恢复牙齿的健康。

无论选择哪种治疗方式，都应当听从专业牙科医生的建议，因为每种情况都有其特定的治疗需求，而专业的医生会根据患者的具体情况，制订出最合适的治疗方案。同时，患者在接受治疗后，也应当严格遵守医生的术后护理指导，定期回访，以确保治疗效果，预防治疗失败的情况再次发生。

41. 为什么根管治疗后需要做冠？

（1）那些需要根管治疗的牙齿，往往已经经历了严重的龋齿侵蚀，牙体缺损严重。尽管根管治疗可以保留牙齿，但剩余的牙体组织却十分脆弱，极易受到外界力量的影响而折断或裂开。此时，单纯的修复材料已经无法满足牙齿的支撑和保护需求，因此，我们需要为这些牙齿安装全冠，以确保其稳定性和功能性。

（2）牙齿经过根管治疗后失去了牙髓的营养供应，其本身的硬度和韧性都会有所下降。这种变化使得牙齿更容易劈裂或折断。为了避免这种情况的发生，安装冠成为必要的保护措施。冠能够覆盖在牙齿表面，为牙齿提供额外的保护和支持，防止其受到外界力量的损伤。同时，冠还能够恢复牙齿的外观和形态，使其看起来更加自然美观。

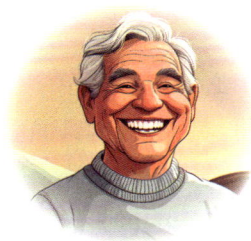

根管治疗后做了牙冠的我，是不是更精神了？

第三章

牙周疾病
——嘴里可不是只有牙齿会生病

42. 为什么早上醒来嘴里有血丝

晨起时口腔中发现血丝，常常是牙龈出血的迹象，引发这种现象的主要原因是牙龈炎症。牙龈出血可能是多种因素共同作用的结果，其中包括常见的牙龈炎和牙周炎。除此之外，某些血液系统的疾病也可能成为牙龈出血的潜在原因，比如血液凝固功能的异常等。需要注意的是，牙龈出血不仅仅是口腔问题，也可能是身体其他健康问题的信号。因此，出现此类症状时，应及时就医，以便对症治疗，确保身体健康。

牙龈出血不仅仅是牙龈炎和牙周炎等口腔疾病引起的，也可能是血液疾病引起的哦！

43. 牙龈出现炎症时会发出哪些求救信号？

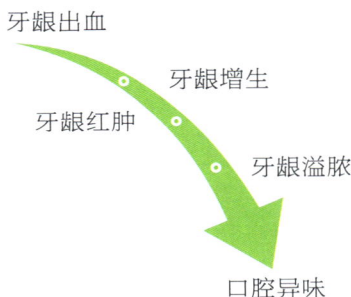

牙龈出血

牙龈增生

牙龈红肿

牙龈溢脓

口腔异味

▲ 牙龈炎早期症状发展过程

当牙龈遭受炎症侵袭时，它会通过一系列明显的迹象来向人体发出求救信号，这些信号包括牙龈出血、牙龈增生、牙龈红肿、牙龈溢脓及口腔异味。这些现象实际上代表了牙龈炎症的程度和发展的不同阶段。

牙龈出血是最常见的早期信号。这通常表现为刷牙或咀嚼食物时牙龈表面出现轻微的出血。这不仅仅是表面现象，它还暗示了牙龈下方牙周组织的炎症和破坏。

随后，牙龈增生也可能是炎症的一个信号。增生的牙龈可能会覆盖部分牙齿，甚至影响牙齿的正常功能，如咀嚼和清洁。增生的牙龈质地通常较硬，颜色可能变得更深。

随着炎症的进一步加剧，牙龈可能会出现明显的红肿。这种红肿不仅使牙龈的外观发生变化，还可能伴随疼痛或不适感，给日常生活带来不便。

当炎症进一步损害牙龈组织的健康时，可能会导致牙龈溢脓。这意味着牙龈中形成了脓液积聚，通常会形成明显的肿块，有的肿块甚至会在牙龈表面破裂，释放出脓液。

最后，口腔异味也是牙龈炎症的一个明显信号。由于牙龈炎症导致的细菌积累和牙周组织的破坏，口腔可能会散发出难闻的气味。这种口臭即使通过口腔清洁措施也难以消除。

这些求救信号共同构成了牙龈炎症的综合表现，提醒人们重视口腔健康，及时采取治疗措施。忽视这些信号可能导致牙龈炎症向牙周病进一步发展，从而对牙周健康造成更大的损害。

44. 牙龈肿胀只是牙龈炎的信号吗？

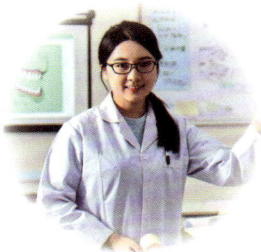

除牙龈炎外，增生性牙龈病、药物性牙龈肥大、牙龈纤维瘤、牙龈瘤等疾病都会表现为牙龈肿胀哦！

牙龈肿胀，这个在口腔健康问题上常见的症状，往往被人们忽视，以为它仅仅是一个微不足道的信号。然而，事实真的如此吗？实际上，牙龈肿胀可能是牙龈炎的早期表现，但也可能是更为严重的口腔疾病信号，这其中就包括了增生性牙龈病，它包括药物性牙龈肥大、牙龈纤维瘤、牙龈瘤等。这些疾病都会导致牙龈肿胀，但它们之间的区别在于病因和症状的严重程度。

（1）药物性牙龈肥大是一种由于某些药物引起的牙龈肿胀，比如抗癫痫药物、治疗心脏病药物等。这种类型的牙龈肿胀通常是弥漫性的，并且伴随有牙龈出血。

（2）牙龈纤维瘤是一种常见的良性肿瘤，它会导致牙龈肿胀、增生，严重者可能形成巨大瘤体，影响进食及日常生活。

（3）牙龈瘤是一种更为常见的良性肿瘤，它通常是由于牙龈上的炎症反应过度导致的。牙龈瘤会导致牙龈肿胀，并且可能会影响牙齿的美观和功能。

此外，我们还需要关注一种严重的疾病——白血病。白血病是一种血液系统恶性肿瘤，它可能会影响身体的各个器官，包括口腔。白血病患者可能会出现牙龈肿胀，因为白血病会影响正常的血小板功能，导致出血和炎症。

总的来说，牙龈肿胀并不只是一个简单的信号，它可能是多种口腔疾病甚至是全身性疾病的早期表现。因此，如果出现了牙龈肿胀，一定要及时就医，以便尽早诊断和治疗。

45. 牙龈炎是如何变成牙周炎的 ?

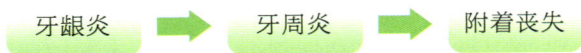

牙龈炎 ➡ 牙周炎 ➡ 附着丧失

▲ 牙龈炎发展为牙周炎的过程

牙菌斑在牙龈炎演变为牙周炎并导致附着丧失的过程中起着关键作用。

首先，牙龈炎是牙周组织的炎症反应，通常由牙菌斑中的细菌产生的毒素所引起。这些毒素能够引发牙龈的炎症反应，导致牙龈肿胀、出血，这是牙龈炎的典型症状。如果此时患者能够及时清除牙菌斑，减少细菌毒素的刺激，牙龈炎会得到有效控制。然而，如果牙菌斑没有得到有效清除，炎症将继续扩展，向更深层的牙周组织扩散。

随着炎症的深入，牙周组织的抵抗力和修复能力逐渐减弱。牙周袋形成。牙周袋是牙龈和牙齿之间形成的深度大于 3 mm 的袋状结构，牙菌斑易于在其中堆积，进一步加剧炎症。牙周袋中的细菌及其产生的毒素，不仅可以引起牙龈的炎症，还能侵入周围的牙周组织，包括牙槽骨、牙周韧带和牙骨质等。这些组织的破坏可导致牙齿的支持力下降，使得牙齿变得松动，甚至出现移位。

牙周炎发展到一定阶段，牙齿的支持结构遭到严重破坏，牙周组织中的胶原纤维被分解，牙槽骨持续吸收，最终牙齿的支持力几乎完全丧失，就出现了所谓的附着丧失。附着是指牙齿与牙龈下的牙周组织之间的连接，一旦丧失，牙齿就会摇摇欲坠，最终可能导致牙齿脱落。

因此，从牙龈炎到牙周炎，再到附着丧失，是一个连续的病理过程。预防和早期治疗牙龈炎，控制牙菌斑的形成，对于防止牙周炎的发展和保护牙齿附着至关重要。定期的牙科检查和专业清洁，配合良好的个人口腔卫生习惯，是维护口腔健康、预防牙周炎的关键。

46. 导致牙周疾病的因素有哪些？

导致牙周疾病发生的具体因素包括以下几个方面。

（1）口腔卫生的状况不良。如果个人口腔清洁维护工作没有做到位，比如没有良好的刷牙习惯，或者刷牙方法不当，不使用牙线清理牙缝，都可能使得食物残渣和细菌在牙齿和牙龈之间堆积，引发牙龈炎症和牙周组织的感染，最终导致牙周病的产生。

（2）糖尿病。糖尿病患者由于机体免疫力相对较低，对细菌感染的抵抗力较差，因此更容易受到牙周疾病的侵扰。此外，糖尿病还可能影响牙周组织的愈合能力，使得牙周病的症状更为严重，治疗和恢复过程更加复杂。

（3）咬合创伤也是导致牙周疾病的一个重要原因。不当的咬合压力可能会对牙齿和牙周组织造成损伤，如果长时间处于这种状态，可能会导致牙周组织的慢性炎症，进而引发牙周疾病。同样，频繁咀嚼硬物或牙齿排列不齐等问题，都可能成为牙周病的诱因。

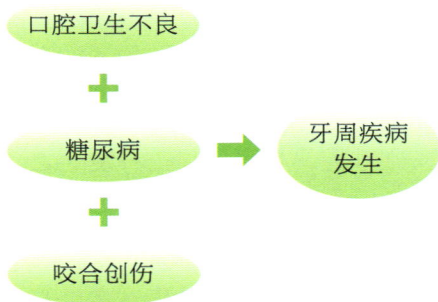

口腔卫生不良
＋
糖尿病 ➡ 牙周疾病发生
＋
咬合创伤

▲ 导致牙周疾病的因素

除了上述几点，还有诸如遗传因素、吸烟或咀嚼烟草的习惯、压力及其他系统性健康问题等，也被认为是影响牙周健康的危险因素。因此，维护口腔健康，预防和控制牙周疾病，需要从多方面入手，包括良好的口腔卫生习惯、控制糖尿病等基础疾病、定期口腔检查和专业清洁，以及培养健康的生活方式等。

47. 长时间的牙周炎有哪些不良影响

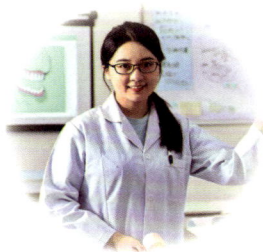

长时间的牙周炎不仅会引起牙齿松动脱落、牙周脓肿、牙龈萎缩、牙髓炎症状，还会成为糖尿病和心脏疾病的危险因素哦！

长时间患有牙周炎，会对口腔健康及全身健康产生一系列不利的影响。

（1）牙周炎可能导致牙齿松动甚至脱落，这是因为牙周炎引起的牙周组织破坏，使得牙齿的支持结构受损，导致牙齿无法固定在牙槽骨中。

（2）牙周脓肿也是牙周炎常见的并发症之一，这是由于牙周袋内的细菌感染引起的炎症反应，脓肿的形成会增加疼痛感，并可能导致局部肿胀，甚至导致严重的面部感染。

（3）牙龈萎缩也是长期牙周炎患者常见的症状，牙龈组织的逐渐减少会导致牙根暴露，使得牙齿变得敏感。

（4）牙髓症状，如牙髓炎或牙髓坏死，也可能因为牙周炎而诱发，位于牙周袋内的细菌和毒素会进入髓腔，牙髓一旦受到感染，会引起剧烈疼痛等牙髓症状，严重时甚至需要拔除牙齿。

牙周炎不仅仅影响口腔，长期的炎症还可能成为全身性疾病的危险因素，如心脏病、糖尿病等，因此，及时治疗牙周炎对维护口腔健康及全身健康至关重要。

48. 怀孕期间为什么容易发生牙周疾病？

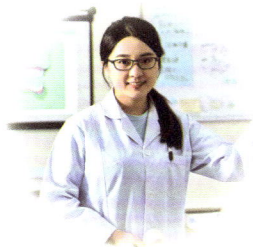

备孕前，口腔疾病治疗也很重要哦！孕期更容易发生牙周疾病！

在孕期，女性的身体会经历一系列复杂而微妙的生理变化，这些变化可能会对她们的口腔健康产生不利影响，其中一个重要的原因是激素水平的波动。孕期激素水平的显著变化，特别是孕激素水平的升高，可能会削弱牙龈组织的抵抗力，使其对细菌的侵袭更为敏感。这种状态下的牙龈，就像一道防御力下降的城墙，细菌和毒素更容易通过牙龈进入血液循环，进而影响到孕妇的整体健康，甚至可能对胎儿造成不利影响。

此外，孕期的一些常见症状，如晨起呕吐和食欲不振，可能会影响孕妇的饮食习惯和口腔卫生维护。晨起呕吐可能造成胃酸反流，不仅影响牙齿的保护层，还可能刺激牙龈，引发或加重牙龈炎。而食欲不振可能导致孕妇减少食物的摄入量，影响维生素和矿物质的摄入。

孕妇可能因为专注于胎儿的健康而忽视了自己的口腔护理。她们可能认为轻微的牙龈出血或牙周不适是正常的孕期反应，而没有及时寻求牙科医生的帮助。

孕期牙周疾病的预防和治疗至关重要。孕妇应该保持良好的口腔卫生习惯，定期到牙科进行检查，接受专业的口腔清洁治疗，必要时接受牙周治疗。同时，牙科医生在治疗孕期患者时，也会采取特殊防护措施，以确保母体和胎儿的安全。

49. 牙周疾病与糖尿病有什么关系？

糖尿病患者更要注意牙周疾病的防治。糖尿病患者的牙周疾病更难以治愈，牙周疾病也会通过多途径影响血糖！

糖尿病与牙周疾病之间相互影响，相互促进。

糖尿病是一种以血糖水平持续升高为特征的代谢性疾病，它会影响到人体的多个器官和系统。研究表明，糖尿病与牙周疾病之间存在着密切的关联。一方面，糖尿病可以增加牙周疾病的风险和严重程度。高血糖状态会导致牙周组织的微血管病变，使得牙周组织对细菌感染的抵抗力下降，从而引发牙周疾病。同时，糖尿病还会影响牙周组织的愈合能力，使得牙周疾病难以治愈。

另一方面，牙周疾病也可能加重糖尿病的病情。牙周细菌的感染和炎症可以通过多种途径影响血糖水平。例如，牙周细菌产生的某些毒素可以直接影响胰岛细胞的功能，降低胰岛素的分泌能力。此外，牙周炎症还会引起全身炎症反应，从而影响血糖的控制。研究表明，治疗牙周疾病可以改善糖尿病患者的血糖控制情况，反之，牙周疾病的存在可能导致糖尿病病情恶化。

因此，对于糖尿病患者来说，预防和治疗牙周疾病非常重要。糖尿病患者应该定期进行牙周检查和治疗，保持良好的口腔卫生习惯。同时，牙科医生也应该关注患者的糖尿病状况，为患者提供综合的治疗方案。控制牙周疾病，可以帮助糖尿病患者更好地控制血糖，减少糖尿病并发症的风险。

50. 洗牙会把牙洗掉吗？

千万别去洗牙，我上次洗牙后牙齿反而松动了呢！

走出洗牙认知误区：洗牙不会把牙齿洗掉，主要目的是去除牙菌斑和牙石！要找专业人员洗牙！

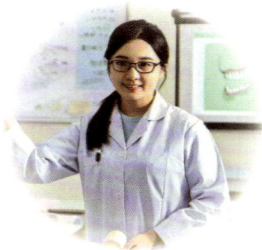

洗牙并不会把牙齿洗掉。洗牙，医学上称为龈上洁治术或龈下洁治术，是一种专业的口腔清洁程序。它的主要目的是利用超声设备，去除牙齿表面和牙龈下的牙石和牙菌斑。这些牙石和牙菌斑如果不及时清除，会引起牙龈炎症，甚至导致牙周病。

在洗牙的过程中，医生会使用超声波设备，这种设备可以通过高频振动将牙石震碎，然后通过水雾冲洗的方式将其从牙齿表面清除。这个过程就像是用高压水枪清洗汽车一样，只是我们的目标是清洁表面的尘土，而不是汽车表面。

洗牙不会把牙齿洗掉，反而可以帮助保持口腔健康，预防口腔疾病。如果有洗牙的需要，建议选择正规的口腔医院，由专业的医生进行操作。

51. 单纯吃药为什么不能治愈牙周病

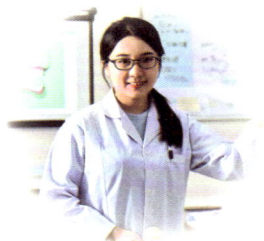

走出牙周疾病单纯吃药治疗的误区：吃药＋口腔卫生保健＋生活方式调整＋控制基础疾病才能效果好！

牙周病是一种常见的口腔疾病，它由多种因素引起，包括细菌感染、遗传因素、吸烟、糖尿病、压力等。当牙周病发展到一定程度时，患者可能会感到牙龈出血、肿胀、牙齿松动等症状。此时，患者可能会选择通过吃药来缓解症状，但是单纯吃药并不能治愈牙周病，只能暂时控制症状，这是因为牙周病的病因是多方面的，单纯的药物治疗无法从根本上解决问题。

（1）牙周病的病因之一是牙菌斑的积累。牙菌斑是一种黏稠的细菌生物膜，它附着在牙齿和牙龈上，通过产生毒素来引起牙龈炎症和牙周组织的破坏。药物治疗可以抑制细菌的生长和减少毒素的产生，但并不能彻底清除牙菌斑。

（2）牙周病的病因还包括遗传因素、吸烟、糖尿病、压力等，这些因素都会影响牙周组织的免疫反应和修复能力，单纯药物治疗是无法产生效果的。

因此，要想彻底治愈牙周病，除了药物治疗外，还需要通过口腔卫生保健措施，如定期洁牙、刮治和根面平整等，来清除牙菌斑和牙石，并通过改变生活方式和控制相关疾病来消除牙周病的其他病因。只有这样，才能真正治愈牙周病，恢复牙周组织的健康。

52. 牙周疾病何时需要动手术？

牙周手术指征：基础治疗后牙周袋仍然大于 5 mm 且伴经常牙龈出血现象。

牙周疾病是一种常见的口腔健康问题，它主要影响牙齿周围的组织，包括牙龈和牙周袋。对于患有牙周疾病的人来说，及时治疗非常重要，如果不进行治疗，病情可能会继续恶化，最终导致牙齿丧失。在牙周治疗的过程中，有时需要进行手术治疗，以更有效地控制病情。那么，何时需要进行牙周手术呢？

一般来说，如果在基础治疗后，仍然存在大于 5 mm 的牙周袋，或者牙龈经常出现出血的情况，那么可能需要考虑进行牙周手术。基础治疗包括龈上洁治、龈下刮治和根面平整等方法，目的是清除牙齿和牙龈下的牙菌斑和牙石，以减少牙周袋的深度和炎症。

如果在这些治疗后，仍然存在较深的牙周袋或持续存在牙龈炎症，那么牙周手术可能成为必要的选择。牙周手术可以帮助清除更深层次的牙菌斑和牙石，减少牙周袋的深度，并帮助牙龈恢复健康。此外，牙周手术还可以帮助改善牙齿的支持情况，防止牙齿松动和丧失。

　　总之，牙周手术是在基础治疗后，仍然存在大于 5 mm 的牙周袋或牙龈经常出血的情况下，为了更有效地控制牙周疾病和保护牙齿健康而进行的一种治疗方式。如果您有这些症状，建议咨询牙科医生，以了解是否需要进行牙周手术。

第四章

外科疾病
——小空间也可以"大刀阔斧"

53. 我们为什么会长智齿？

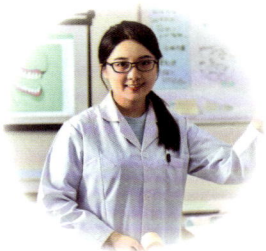

智齿萌出方向由于颌骨长度与牙列长度不协调，所以经常发生萌出受阻碍的现象。

医生，我昨天无意中发现牙龈上冒了个白点，像是长牙了，您帮我看看。

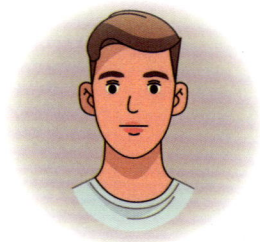

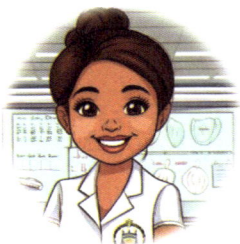

您是长智齿了。智齿一般在 16～25 岁、心智发育成熟时间段萌出,所以叫智齿。

为什么它不像其他牙一样正常垂直生长呢?横着长还会影响其他牙齿,挺讨厌的!

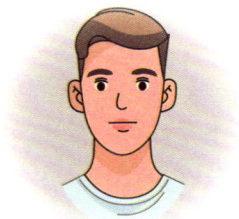

人类原本的颌骨和牙列还是一致的。随着我们现在吃得越来越精细,不用咀嚼坚硬食物。导致颌骨量小于牙量,没有足够空间供第三磨牙生长,所以才会发生萌出位置、方向和高度异常。

071

54. 除了成长，智齿还给我们带来哪些烦恼？

智齿发生阻生时，要尽早拔除，预防智齿冠周炎和颌面部间隙感染。

医生，我最近1周感觉右下牙龈胀痛，您帮我看看这是什么情况？

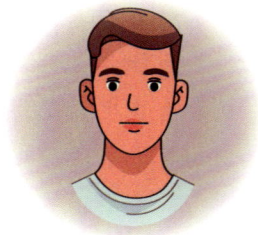

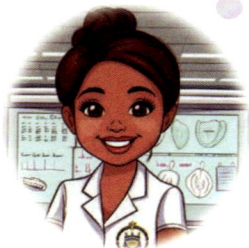

这是智齿冠周炎。智齿发生阻生导致牙冠部分或全部为龈瓣覆盖，龈瓣与牙冠之间形成较深的盲袋，食物易嵌塞于盲袋内，长期无法清除干净，可造成周围软组织红肿、发炎。冠部的牙龈也会因咀嚼食物损伤引起溃疡。感冒、过度疲劳或女性月经期，以及局部细菌毒力增强会引起急性发作。

一定要拔除吗？而且越早越好吗？

阻生智齿一般不承担咬合功能，易引发健康隐患，建议尽早拔除。在智齿牙根还没有完全形成、牙槽骨有弹性时拔除容易。当牙根完全形成、牙槽骨坚硬时，拔牙难度增加，智齿牙根为弯根，难度更大。智齿不阻生、无龋坏或深埋在牙槽骨的智齿无需拔除。

拔除智齿健康小贴士

（1）冠周炎反复发作且治疗无效的智齿。

（2）智齿龋坏或导致邻牙龋坏。

（3）智齿压迫导致邻牙牙根吸收。

（4）智齿引起邻牙牙周组织破坏。

（5）形成牙源性囊肿或肿瘤。

（6）正畸需要拔除。

55. 在什么情况下，拔牙需要按下"暂停键"？

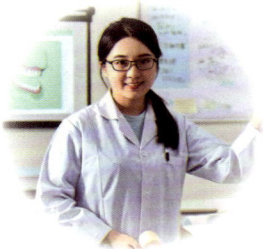

不是每个人都能拔牙哦！血糖高于8.88 mmol/L、血压高于180/100 mmHg、严重心脏病史都是拔牙的绝对禁忌证。

怪不得每次拔牙都要测血压、验血糖，医生还问我是否有心脏疾病等，当时我还纳闷拔个牙而已，怎么搞这么复杂啊，原来如此！

阿姨，我们对拔牙是有严格要求的，患者血压控制在 180/100 mmHg 以下时，才可以进行拔牙操作，否则容易出现晕厥、拔牙窝止血困难和心脑血管意外。160/90 mmHg 的高血压患者，需要在心电监护下拔牙。血压在 160/90 ～ 180/100 mmHg 之间，且无明显自觉症状的患者，在口服降压药的同时，还需要术中、术后严密监测生命体征。

我不光有高血压，还有糖尿病和心脏病，血糖 10 mmol/L，并且做过心脏植入手术，快给我讲讲还有哪些情况不能拔牙，拔牙还真不能随便拔啊！

阿姨，您要先把血糖控制在 8.88 mmol/L 以下才能拔牙，否则容易出现拔牙创伤不易愈合的情况。半年内发生过心肌梗死者，近期心绞痛频繁发作，心功能Ⅲ～Ⅳ级或有端坐呼吸、发绀、颈静脉怒张、下肢水肿等症状，心脏病合并未能控制的高血压，有Ⅲ度或Ⅱ度Ⅱ型房室传导阻滞，双束支阻滞，阿－斯综合征病史者，应暂缓拔牙。半年内服用抗凝药的患者要监测凝血功能，凝血功能正常才能拔牙。

还有其他注意事项吗？
回去我也给我的老同事讲讲，
好几个人需要拔牙呢！

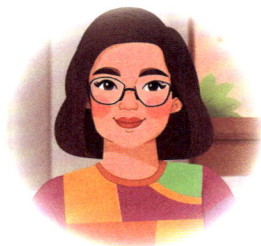

前面说了全身禁忌证，还有局部禁忌证呢！拔牙区域有放疗史，应尽量减少创伤，并使用抗菌药物控制感染。如果患牙位于肿瘤中，应与肿瘤一并切除。口腔面部感染急性期，牙齿高度松动，需在抗菌药物控制下拔除。

你这样一讲，拔牙还真不是小事啊！还有其他的讲究吗？

　　除前面的心脏病、高血压和高血糖外，严重血液疾病、甲亢、肾脏疾病和肝炎也属于相对禁忌证。血红蛋白低于 80 g/L，血细胞比容 0.3 以下，周围血外细胞 < 4×10^9/L，粒细胞绝对计数 < 1×10^9/L，急慢性白血病未控制，患恶性淋巴瘤、血友病等均不能拔牙。甲亢静息脉搏超过 100 次／分或基础代谢率超过 20%、患有急性肾病或终末期肾病者也不能拔牙。

56. 拔牙后如何呵护口腔健康？

拔牙后呵护小贴士

（1）24 小时内间断冷敷。

（2）术后 2～3 小时进食温软食物，忌热、硬、辣等刺激食物。

（3）24 小时内不刷牙，不漱口，不用患侧咀嚼，不要舔舐伤口，忌反复吮吸，忌吸烟、剧烈运动，勿吐唾液。

（4）术后面部肿胀淤青，48 小时后间断热敷。

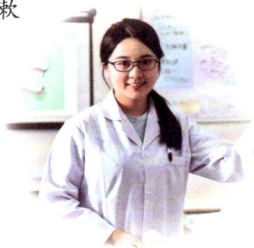

麻药失效后创口疼怎么办？

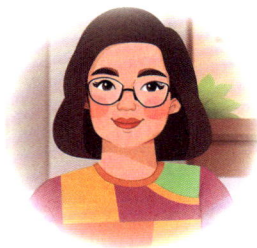

术后短期内出现伤口疼痛、吞咽疼痛较为多见，偶见发热、四肢酸痛无力等症状，此时患者需遵医嘱服用药物，好好休息，避免剧烈运动，一般在 1 周内上述症状可减轻并消失。如果出现严重的肿胀、张口受限，剧烈疼痛且放射至耳颞部，极有可能出现了干槽症，需立即就诊。

57. 拔牙后嘴里是否会留下一个空洞？

拔牙后嘴里的洞很容易掉进去食物，这个洞会一直存在吗？

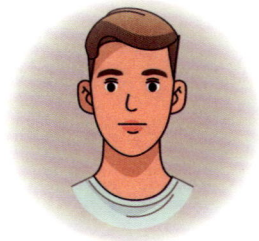

别担心，这个洞叫拔牙窝，1个月后黏膜创口基本消失。拔牙后先是拔牙窝充满血液，血液凝固成血凝块，随着成纤维细胞和毛细血管的长入，牙窝内转变为肉芽组织，周围的牙龈上皮向拔牙窝爬行，黏膜创口会慢慢愈合消失。

拔牙后多久能种牙？

拔牙窝的愈合过程分软组织愈合和硬组织愈合，软组织愈合虽然仅需要1个月，但植牙需要在硬组织愈合完成后进行。拔牙后3~6个月期间，牙槽窝内软组织被骨组织取代，骨重建完成且组织稳定。一般建议拔牙3个月后进行种牙手术。

· 2小时凝血块形成，预防细菌

· 组织纤维驻扎血凝块，要防止血凝块脱落

2小时以内　24小时内

3～6个月　3～30天

· 骨组织重建，35天开始，牙槽窝被纤维样骨充填

· 上皮组织覆盖牙窝，新骨开始形成

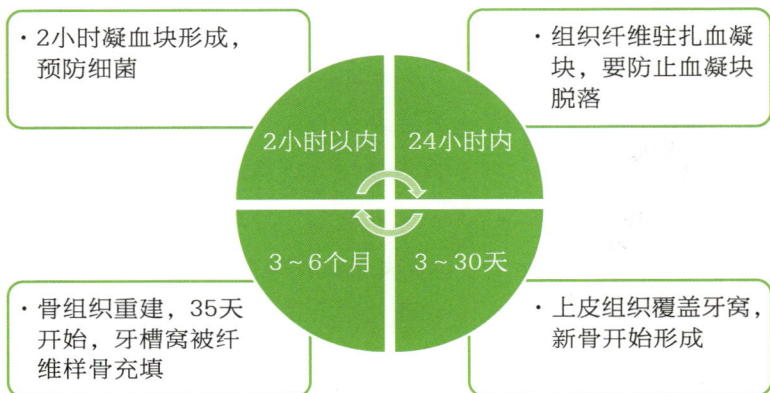

▲ 拔牙窝愈合四步曲

58. 拔智齿后嘴里有腐臭味怎么办

医生，我3天前拔了智齿，现在痛得难受，右半边面部、头顶都有痛感，嘴巴里味道怪怪的，像腐烂的味道，您帮我看看？

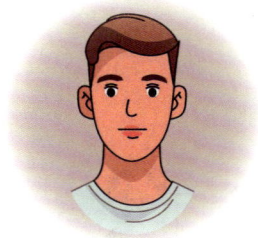

这是拔牙后的常见并发症，叫干槽症。特别是下颌阻生智齿拔除术术后易发，发病率在 4% ～ 10%，一般在术后 2 ～ 3 天出现。普通止痛药无法缓解的剧烈疼痛，并向耳颞部、头顶部或下颌下区放射。根据拔牙窝内改变，分为腐败型和非腐败型。您这种腐臭味强烈的为腐败型。早期腐败发生率高于非腐败型。若使用预防性抗生素后，非腐败型发生率高于腐败型。

那要怎么处理？吃药不行吗？还需要受二茬罪？

一般采取快速止痛并隔离牙槽窝，免受外界刺激，为生理性愈合创造条件。针对非腐败型干槽症，生理盐水冲洗拔牙窝，冲洗干净后，放入适量药物封闭拔牙窝即可。针对腐败型的，采取完全无痛情况下彻底清创，3% 的过氧化氢溶液棉球反复擦拭，去除腐败坏死物质。将碘纺纱条填入拔牙窝，7 天后新生肉芽组织生成取出碘纺纱条。

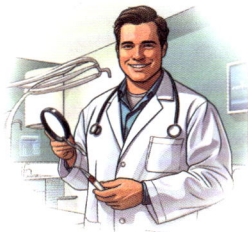

什么情况下容易发生干槽症？能预防吗？

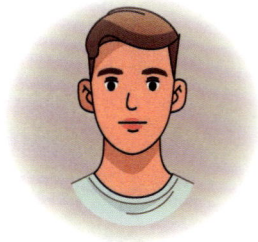

感染、创伤及局部解剖因素都会导致干槽症的发生。一般认为干槽症属于急性混合感染，厌氧菌起重要作用。多数认为创伤是导致干槽症的主因。敲击方法导致的创伤引起牙槽窝表面硬骨板压缩、折裂，发生缺血和局部骨髓炎；创伤造成骨壁血管栓塞，导致牙窝内血凝块形成障碍，骨组织继发感染；创伤产生的组胺及组织活化剂导致纤维蛋白溶解等均可引起。此外，磨牙区骨皮质较厚，导致拔牙窝血液供应不良。

此外，吸烟、性别、年龄、女性月经期或口服避孕药、口腔卫生状况、牙槽窝冲洗过度等都会引起干槽症。21～40岁人群干槽症的发生率高于其他年龄段。

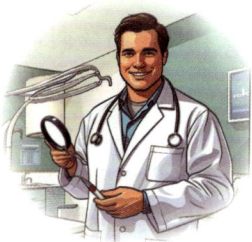

59. 为什么说口腔颌面部间隙感染很危险？

医生，什么是口腔颌面部间隙感染？为什么口腔医生提到间隙感染会着急呢？

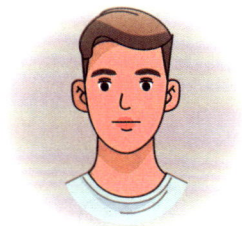

口腔颌面部间隙感染也称口腔颌面部蜂窝织炎，发生在颌骨、肌肉、筋膜、皮肤之间疏松结缔组织的急性弥散性化脓性炎症，如感染局限则称为脓肿。轻症无明显全身反应，重者出现发热、畏寒、头痛、全身不适等。出现严重并发症，如中毒性休克、脓毒血症时，甚至危害生命。并发症有呼吸道梗阻、脓毒症、纵隔炎、眼眶蜂窝织炎、海绵窦血栓性静脉炎、颅内感染、急性会厌炎，易发生于免疫功能低下的患者。一旦发生，一定要及时就医！

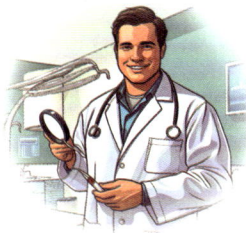

60. 怎样缓解口腔颌面部间隙感染带来的痛苦？

医生，当家人发生口腔颌面部间隙感染时，怎么治疗呢？

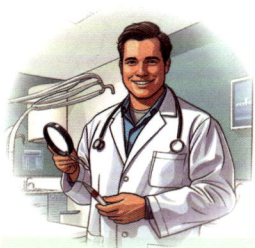

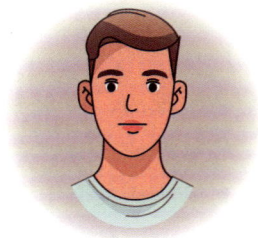

口腔颌面部间隙感染治疗针对全身和局部两个方面。全身支持治疗包括控制体温、缓解疼痛、加强营养、补液、纠正水电解质紊乱，以及积极治疗全身系统性疾病，比如糖尿病、高血压等。改善患者的一般状况和增强机体抗病能力，促使感染好转、局限或消散。同时，也要对口腔颌面部感染继发全身性感染的可能性保持足够的警惕。

局部治疗在炎症形成脓肿前可外敷消肿、止痛药。当感染已形成脓肿或脓肿溃破但引流不畅时，须进行切开引流。

对局部炎症明显、病情发展迅速且全身出现中毒症状的病例，如腐败坏死性蜂窝织炎，宜早期切开引流，以利于毒性物质、坏死组织和气体的排出，以减轻局部及全身症状，防止炎症继续扩散。

口腔颌面部感染绝大多数是牙源性的，当急性炎症好转后，要及时处理病灶牙，以缩短病程，减少急性炎症反复发作。

治疗间隙感染时需要配合使用抗生素吗？

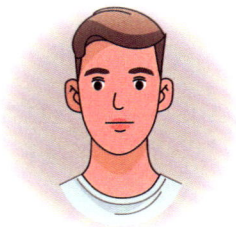

一般来说，局限、表浅化脓性感染且无全身症状者，重点处理局部脓肿，可不使用抗菌药物；当存在深部感染或出现全身症状时，需给予抗菌药物。

有条件时最好根据细菌培养结果确定药物种类，无条件做细菌培养或尚无细菌培养结果时，可根据临床表现、感染来源、脓液性状和脓液涂片检查来经验性选择抗菌药物，且宜选用抗菌谱较广的抗菌药物。

此后可按照治疗效果、细菌培养、药物敏感试验结果，调整药物种类。

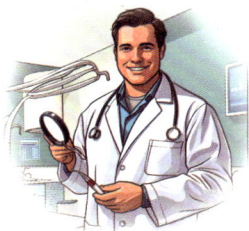

口腔颌面间隙感染治疗小贴士

（1）切开引流。

（2）减脓消肿。

（3）针对病原菌进行抗生素治疗。

（4）尽早去除感染因素。

61. 口腔颌面部损伤应该注意哪些事项？

口腔颌面部损伤有什么特点？急救要关注哪些方面？

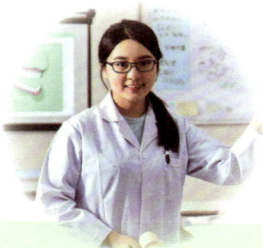

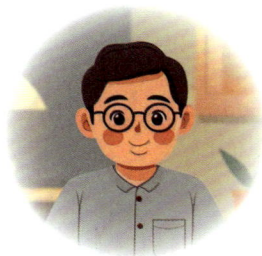

口腔颌面部损伤主要由于交通事故、工伤及意外损伤导致。易发生感染和呼吸道阻塞。

口腔颌面部损伤易出现出血多、水肿，因口腔颌面部腔窦多，血运丰富，感染易扩散。但组织愈合能力也强。外伤后可能会对进食、吞咽、语言等功能产生影响。口腔颌面部上接颅脑，下连颈部，当上颌骨或面中 1/3 受到损伤后，易并发颅脑损伤，如脑震荡、脑挫伤、颅底骨折等。还可因组织移位或肿胀、舌后坠、血凝块或分泌物堵塞呼吸道而发生窒息。因此急救第一时间应关注有无窒息的发生。

口腔颌面部损伤抢救的第一步是帮助呼吸困难患者解除窒息。因舌后坠引起的窒息，撬开牙列，用舌钳或巾钳牵向口外。因异物堵塞窒息可用手指裹一纱布掏出或塑料管吸出。窒息缓解后应将舌牵出固定，同时托下颌角向前，保持头偏向一侧或俯卧位，便于分泌物外流。上颌骨骨折及软腭下坠时，可用夹板或筷子通过两侧上颌磨牙，将下坠的上颌骨托起，并固定于头部绷带上。当口咽部肿胀时，可安置不同型号的通气管。呼吸停滞时气管内插管。

口腔颌面部损伤解除窒息后，立刻进行止血和包扎。根据损伤部位、出血性质采取不同的止血措施。包扎有止血、保护创面、减少污染、暂时性固定、减少唾液外流、止痛等作用。同时进行有效而及时的感染防治。当颅脑损伤（特别是脑脊液漏）时，可采用易透过血脑屏障、在脑组织中能达到有效浓度的药物，如磺胺嘧啶、大剂量青霉素等。当有开放性骨折、小而深的刺伤、盲管外伤、含铁锈的伤口、火器伤时，应及时注射破伤风抗毒素。

62. 颌骨骨折有哪些信号？

医生，当意外撞击后发生颌骨骨折有什么样的临床症状？

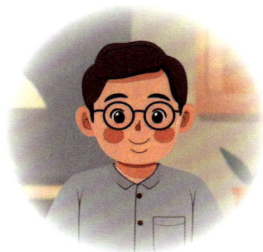

颌骨骨折包括上颌骨骨折和下颌骨骨折。颌骨骨折与其他骨折的共同临床症状：局部疼痛、肿胀、骨断端异常活动或移位、功能障碍等。

颌骨骨折的特有临床特点：咬合关系紊乱、张口受限、吞咽困难，部分患者还可出现鼻通气障碍、麻木、复视、眼球运动失常、面部感觉异常等症状。

影像学检查怎样判定颌骨骨折？

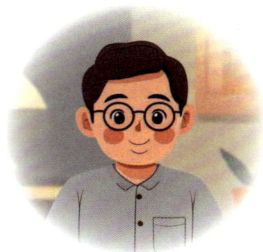

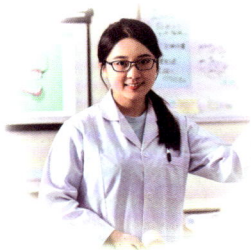

颌骨骨折影像学检查一般是X线检查和CT检查。常规X线平片操作简单，成像时间短，是颌面部骨折快速筛查的首选方法，下颌骨体部无周围骨质的干扰，可即刻明确诊断。而上颌骨结构复杂，单纯使用平片很容易出现漏诊，因此对于常规X线平片检查显示可疑骨折者，应结合CT进一步检查。CT可得到立体的影像，在任意方向生成横断面影像，准确地显示骨折情况。

颌骨骨折后的治疗包括骨折复位和固定。常用的复位方法有手法复位、牵引复位和切开复位。颌骨骨折复位的重要标志是上下颌牙齿的正常咬合关系得到恢复。复位后，需要经骨折段进行固定，目前常用的固定方法有单颌牙弓夹板固定、颌间结扎固定、坚固内固定等。

新技术小知识

计算机辅助导航手术可通过术前设计方案让患者对手术流程和风险有更加清晰的认识，制订最佳的手术方案。在术中可对解剖目标和相关器械进行准确跟踪和实时的可视化，如解剖结构的位置、手术区域的识别、实时反馈及监测手术器械的位置和方向，为颌面部骨折诊治提供了极大的助力。

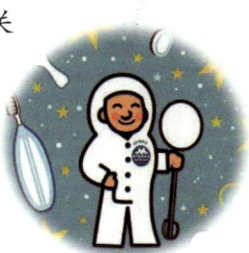

63. 颞下颌关节会发出声音正常吗？

医生，我最近张口右侧耳前区会出现"咯噔咯噔"的声音，这是我的核磁共振（MRI）报告，您帮我看看这是什么情况？

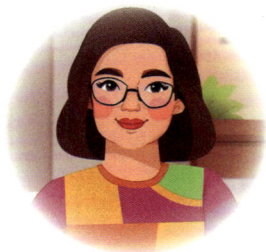

阿姨，根据您的临床症状、专科检查和核磁共振结果显示，您这属于颞下颌关节紊乱病中的一种，叫右侧可复性关节盘前移位。颞下颌关节紊乱包括四类：咀嚼肌紊乱、结构紊乱、关节炎性疾病和骨关节病。通常颞下颌关节紊乱病（TMD）具有相同的致病因素和主要临床症状。发病率很高，以女性为主，多发生于 20 ～ 40 岁，患病率为 28% ～ 88%。

核磁共振检查费还是有点贵，除了做核磁共振外，还有其他检查手段吗？

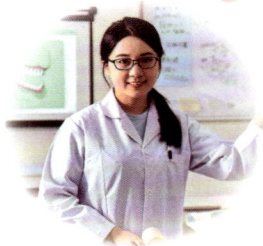

　　除核磁外，X线平片、锥形束CT（CBCT）、关节造影等影像学检查也可以。X线平片包括许勒位、髁突经咽侧位及曲面体层三种，主要用于观察关节硬组织的变化，可发现有关节间隙改变和骨破坏、增生、硬化、囊样变等骨质改变。CBCT则可在三维方向进一步观察硬组织改变。高分辨率的核磁共振。可判断关节盘和肌肉等软组织的情况，主要用于发现是否有关节盘移位、穿孔和附着松弛或撕脱等。关节造影可发现关节盘移位、穿孔、关节盘附着的改变等。

核磁共振小知识

　　核磁共振对软组织的成像是所有检查中最清晰的，对关节盘的定位也较为准确，有研究报道MRI用于关节盘定位的准确率为80%～90%。

　　目前，核磁共振还可对TMD进行动态成像，更为直观，但费用较高，作为首诊检查项目患者接受度低。

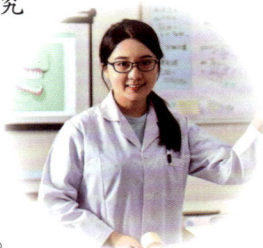

64. 哪些原因会导致颞下颌关节紊乱病？

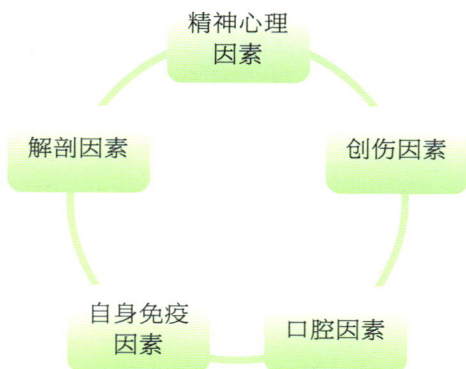

▲ 颞下颌关节紊乱病的影响因素

咀嚼肌紊乱	·外伤、精神紧张、寒冷刺激、夜磨牙等。 ·开口过大或口腔治疗长时间大张口。
颞下颌关节结构紊乱	·与异常应力有关，突然咬硬物、突然过大张口、外伤，导致髁突快速或过度移动，关节盘及附着韧带被拉长或撕裂，导致关节盘移位。
关节炎性疾病	·分原发性与继发性两种。原发性病因不明，继发性关节炎性疾病则是多由损伤、关节邻近组织的炎症、关节盘移位等因素引起的无菌性炎症。
骨关节病	·分原发性与继发性两种。原发性与机械性损伤、化学炎症等因素有关。继发性由关节盘移位、关节持续承受异常压力、咬硬物、外伤等引起。

▲ 不同类型颞下颌关节紊乱病的发病原因

65. 颞下颌关节紊乱病可以治愈吗？

得了颞下颌关节紊乱病后该如何治疗呢？

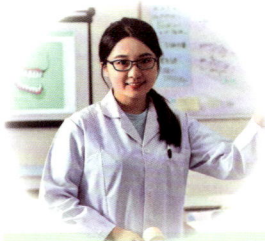

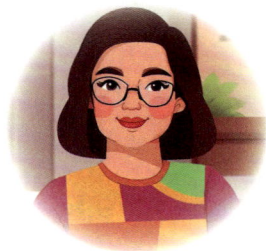

治疗前，首先要明确诊断，是咀嚼肌紊乱、关节盘移位，还是骨关节疾病。必要时，还要作出鉴别诊断，排除非颞下颌关节紊乱病。只有诊断准确的前提下，才有可能进行正确、合理的治疗。

颞下颌关节紊乱病治疗方法较多，包括治疗教育、家庭自我保健、认知－行为疗法、心理治疗、药物治疗、物理治疗、下颌功能训练、咬合板治疗、调牙合治疗、手法复位、关节腔注射治疗、关节镜手术、开放手术等。

颞下颌关节紊乱病的治疗应首先采用可逆的保守治疗，然后是不可逆的保守治疗，最后才考虑各种外科手术治疗。相当一部分颞下颌关节紊乱病患者症状体征轻微、无明显功能障碍，并不影响生活质量，且一部分症状体征可自愈，通过组织结构改建来适应新的功能，此时可不必进行治疗。

原来是这样。您能简单介绍一下这些治疗方法吗？

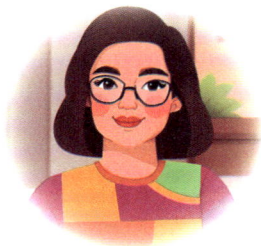

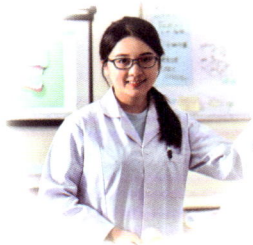

那我就来介绍一下目前颞下颌关节紊乱病常用的治疗方法吧。

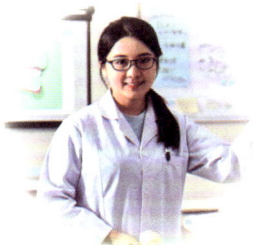

药物治疗方法

颞下颌紊乱常常伴有关节或咀嚼肌炎症性疼痛，短期使用非甾体抗炎药可作为疼痛性颞下颌关节紊乱病的临床一线治疗手段。骨骼肌松弛剂可用于伴有咀嚼肌紊乱的患者。

外科治疗方法

明确存在颞下颌关节内结构异常时需要外科治疗,包括关节腔冲洗术、关节镜手术、开放性手术。

关节镜手术是采用一种特殊小关节镜进入颞下颌关节,帮助医生观察其内部并进行一些小手术,如复位关节盘、修整破损的软骨或镜下注射药物等。关节镜到位后,连接其末端的摄像镜头,医师可通过电视屏幕观察到放大的关节内部解剖结构。

开放性手术则需在耳前做切口,暴露关节,来修复关节盘或韧带。关节受损严重的病例需要进行更为复杂的外科手术才能解决问题,如骨修整、关节盘置换,有时甚至是整个关节置换手术。

心理治疗方法

颞下颌关节紊乱病与精神心理状态关系十分密切。情绪压力增加可影响肌肉功能,如加重夜磨牙,可激活交感神经系统,从而引起肌痛。口腔科医生常不能够提供足够的心理治疗,必须了解心理因素与本病的关系,并能用于诊断,必要时请专科医生会诊。

手法复位联合咬合板治疗方法

当发生急性不可复性关节盘前移位时,推荐采用手法复位即刻解除关节"锁住"的状态。手法复位成功率通常在 9% ～ 23%。

物理治疗方法

物理治疗包括中医推拿及针灸、激光、经皮电神经刺激疗法及脉冲电磁场等，可减轻关节或肌肉疼痛、增大开口度及改善下颌功能等。

手法训练治疗方法

手法训练包括软组织浅部及深部按摩及肌肉调节训练等，如限制关节运动、放松治疗、被动开口训练、辅助性肌拉伸、对抗性开口训练等。开闭口训练能够帮助下颌运动受限的患者恢复正常，这种训练用力要缓和，避免对关节造成过大的应力。

颞下颌关节紊乱病的治疗方法这么多，再也不用担心了。

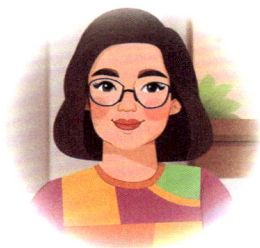

66. 唾液腺也会出现结石吗 ❓

医生，我 3 天前发现舌下有一粒硬物，进食后肿痛明显，还有咸味液体流出。您帮我看一下这是什么情况？

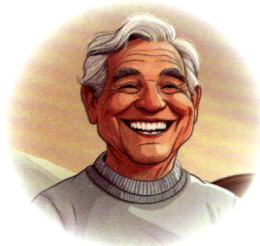

这是颌下腺导管结石。唾液腺结石病在人群中发病率为 0.45% ～ 1.2%，主要表现为受累腺体反复肿胀疼痛，进食加重，扣压腺体可见脓性分泌物溢出，颌下腺发生率占 80% ～ 90%，其次是腮腺 5% ～ 10%，最少的是舌下腺和其他小唾液腺 0 ～ 5%。

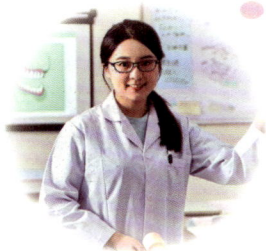

为什么颌下腺结石发生率比舌下腺和小唾液腺的要高？

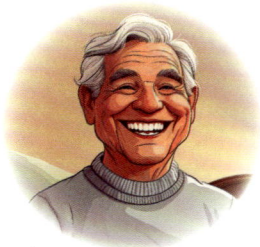

结石好发于颌下腺是因为颌下腺导管长且弯曲，自下向上走行，使唾液逆重力方向流动，导致唾液易于淤滞，形成唾液腺结石。而且相对于腮腺分泌的唾液，下颌下腺分泌的唾液更富含黏蛋白，黏度更高，钙含量是腮腺分泌唾液的 2 倍，pH 值更高，有利于钙盐沉积，容易形成结石。

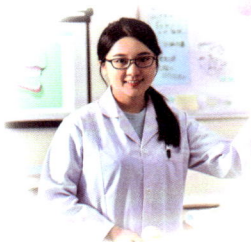

唾液腺结石怎么治疗，和胆结石、肾结石治疗一样吗？

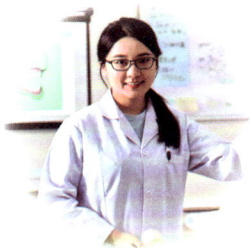

唾液腺结石治疗也分为保守治疗和手术治疗。

保守治疗适合于轻症患者，以按摩腺体、催唾促排为主，仅能暂缓症状，不能彻底去除结石。

手术治疗包括导管切开取石术、腺体摘除术、唾液腺内镜辅助取石术。血唾液腺内镜成功率高达96%～98%，适合小于5 mm的可移动结石和叩诊无法定位5～10 mm的中等结石。多数唾液腺结石不适合单独使用内镜治疗，常与切开取石、体外冲击波碎石技术联合应用。

唾液腺类型小知识

（1）口腔有大小两种唾液腺。

（2）小唾液腺散在于各部口腔黏膜内：唇腺、颊腺、腭腺和舌腺。

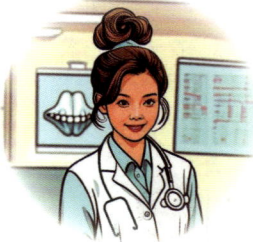

（3）大唾液腺为腮腺、下颌下腺和舌下腺，是位于口腔周围的独立器官，但导管开口于口腔黏膜。

67. 口干舌燥真的是因为水喝少了吗

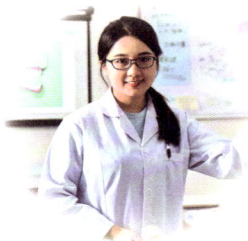

一种大量喝水也不能解决口干的病——舍格伦综合征，又叫干燥综合征，是一种慢性自身免疫性疾病，主要以唾液腺、泪腺多发性淋巴细胞浸润导致的眼干和口干为典型特征。

得了这个病怎么缓解症状？除口干、眼干外，还有其他危害吗？

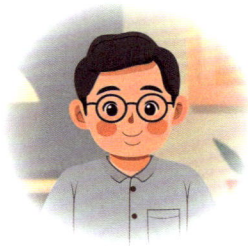

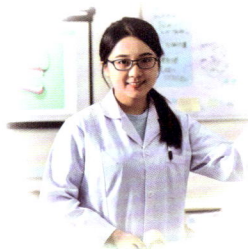

严重的眼干患者可以导致泪小管或鼻泪管堵塞，可用0.5%羧甲基纤维素作为人造泪液。

口干患者可口服枸橼酸或柠檬汁，避免用减少唾液腺分泌的药，如阿托品、利尿剂、某些抗高血压药、抗抑郁药及抗组胺制剂。溴苄环己烷对口干、眼干及阴道干燥有缓解作用，每次 16 mg，每日 3 次。

合并其他外分泌腺累及的患者用皮质类固醇治疗，小剂量泼尼松可减轻症状，较大剂量对肺纤维化或周围神经病变有效。

别忽视舍格伦综合征，它会导致龋齿、牙结石及口腔黏膜损伤的发生，务必及时就医。

68. 唇腭裂（"兔唇"）怎么治疗呢？

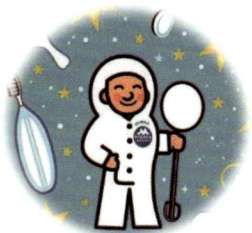

贫困地区的兔唇宝宝家庭别担心，中华慈善总会与微笑列车项目专为贫困地区儿童唇裂患者所设。

如果兔唇宝宝不做手术，除了影响面部美观，有其他危害吗？如果做手术什么时候做比较合适？

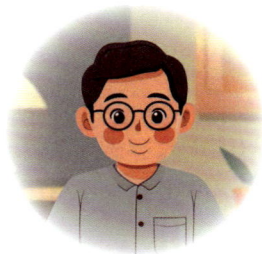

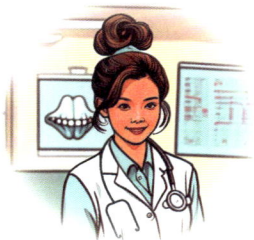

兔唇宝宝不仅影响面部美观，还会造成吮吸、进食、发音等功能障碍。也容易导致上呼吸道感染和中耳炎。当然也会因美观问题使患者患上心理疾病。唇裂手术时间3～6个月为宜，唇腭裂8～12个月为佳，不超过18个月为宜，牙槽突植骨的时间在8～12岁较好。

治疗兔唇只需要进行口腔外科手术吗？

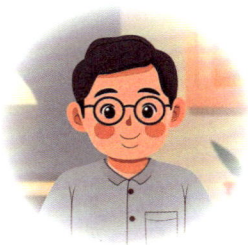

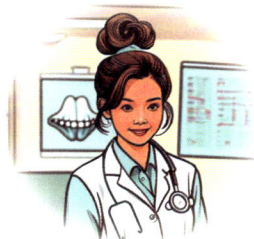

唇腭裂治疗是一个综合性的治疗，需要口腔外科、口腔正畸、语音矫正和心理咨询等多学科合作。以外科修复为主，其他科室辅助制订康复方案，才能达到恢复正常功能和心理健康的治疗效果。

第五章

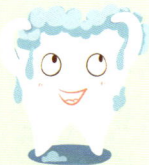

口腔黏膜疾病
——让人"痛不欲生"

69. 疱疹会和水痘一样，发病一次就不再复发吗？

医生，疱疹会和水痘一样，发病一次就不再复发吗？

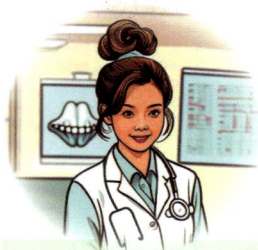

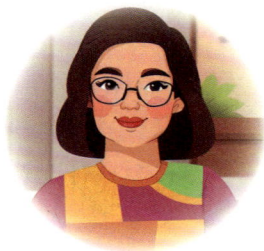

阿姨，疱疹、水痘同为病毒疾病，但它们不同。水痘一般来说人一生中只感染一次，发病后就会获得终身免疫，不会再复发。疱疹是多种不同的病毒引起，如单纯疱疹病毒、带状疱疹病毒等。因为疱疹病毒可以长期潜伏在人体内，并在某些条件下重新激活，所以这些感染会反复发作。单纯疱疹病毒可以潜伏在神经系统中，并在免疫力下降时引起疱疹。

70. "蛇缠腰"伴有哪些口腔黏膜表现❓

医生，"蛇缠腰"
是咋回事啊？

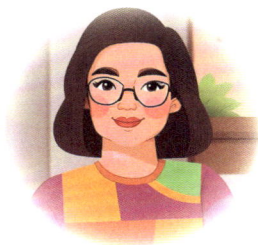

　　阿姨，"蛇缠腰"其实就是带状疱疹，由带状疱疹病毒引起。主要表现为皮肤上的疱疹和疼痛，但部分患者可能会出现口腔黏膜表现。

　　口腔黏膜表现包括：①口腔疱疹。在口腔黏膜上出现水疱，位于舌头、口腔底部、颊部和上颚。水疱破裂后会形成溃疡，导致疼痛和不适。②在进食、吞咽或刷牙时的口腔疼痛。③舌头、口腔底部和颊部发生口腔溃疡。④病毒感染导致唾液腺发炎，出现肿胀、疼痛和唾液分泌减少。⑤出现喉部疼痛、声音嘶哑和吞咽困难等症状。

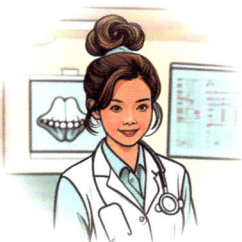

71. 什么是手足口病？

医生，我家孙女的幼儿园有小朋友出现了手足口病，手足口病是怎么回事，要紧吗？

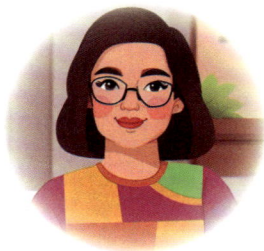

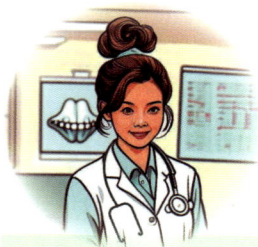

阿姨，手足口病是一种肠道病毒引起的急性传染病，表现为发热、口腔疱疹和手足皮疹。10岁以下的孩子多发，以夏秋季为高发期，全年都可以发病。手足口病有传染性，通过飞沫、接触传播。如果幼儿园里不及时进行隔离，容易导致全班孩子发生。

早期症状为发热、咽痛、流涕、咳嗽、食欲不振等，随后在患儿的手指、手掌、足趾及口腔出现红色小丘疹，并迅速转为小疱疹，直径2～4 mm，如米粒大小，呈圆形、椭圆形，周围有红晕。有时在患儿臀部及肛周也可见到。在临床上以手、足、口腔疱疹为主要特征，所以叫手足口病。

口腔疱疹多分布在舌、颊黏膜、口唇、硬腭、咽、扁桃体等处，并很快变成小溃疡，导致患儿流涎（流口水），常因疼痛影响进食。少数重症患儿可出现精神不振、嗜睡、频吐，甚至抽搐，也有患儿表现为烦躁不安、呼吸困难、心前区不适、心动过速、心动过缓、腹痛、手脚发凉等，如出现这些可能并发脑炎、脑膜炎、心肌炎等病症，家长们应密切观察，必要时及时到医院就诊。

72. 嘴里也会感染真菌吗？

医生，嘴里也会发生真菌感染吗？

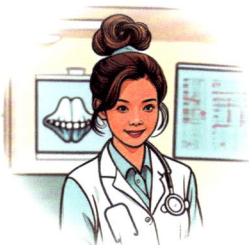

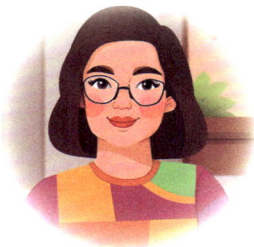

真菌感染是口腔的一种常见病，由真菌引起，真菌通常存在于口腔的正常菌群中，口腔环境发生变化会过度生

长导致感染。口腔真菌感染的症状包括口腔内的白色或灰色斑块、口腔疼痛、口腔溃疡、口臭、牙龈炎等。常见口腔真菌感染包括念珠菌、口腔毛霉菌病、口腔曲霉菌病等。可以通过改善口腔卫生、使用抗真菌药物、调整饮食等方进行治疗。若症状持续存在或加重时，建议及时就医。

73. 口腔溃疡的背后有什么秘密？

医生，我最近老是口腔溃疡，是哪里没有做到位？

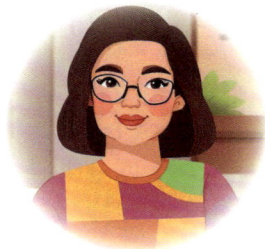

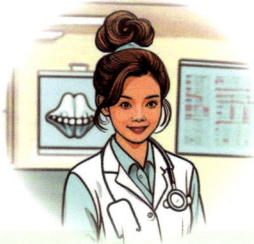

阿姨，口腔溃疡的原因有很多，您一个个核对，看看哪些跟您的情况比较符合。① 口腔菌群失衡导致有害菌繁殖。② 免疫力下降导致口腔黏膜容易受到病原菌的侵袭。

③牙齿磨损、牙龈炎、口腔手术等导致的口腔损伤引起溃疡。④缺乏B族维生素、维生素C导致黏膜脆弱引起口腔溃疡。⑤胃酸反流、肠道菌群失衡会导致口腔溃疡。⑥病毒或细菌感染、遗传因素、环境因素等都易引发口腔溃疡。

74.口腔溃疡有哪些治疗方法

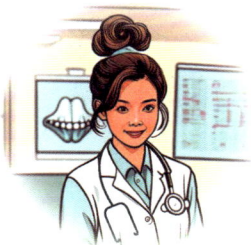

医生，口腔溃疡要怎么治疗呢？

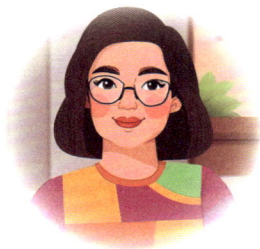

阿姨，口腔溃疡根据病因病情不同有所差异。

（1）局部治疗：可使用消炎止痛、促进愈合的药物，如复方口炎平、消炎痛、替硝唑等。还可使用漱口水、含片、贴片等，以减轻疼痛、消炎、抗菌、收敛等作用。

（2）全身治疗：严重或反复发作的溃疡，需全身治疗。

包括调整饮食、补充维生素和矿物质，配合使用抗生素、抗病毒药物、抗真菌药物等。

（3）物理治疗：针对溃疡的物理治疗包括激光治疗、电疗、冷冻治疗等，可加速溃疡愈合。

（4）手术治疗：对于溃疡引起的严重并发症，如出血等，可能需要手术治疗。

（5）中医治疗溃疡主要采用中药、针灸、拔罐等方法。

75. 口腔癌前病变与癌前状态有什么区别？

医生，口腔溃疡会癌变吗？癌前病变和癌前状态如何区分？

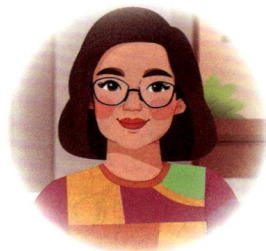

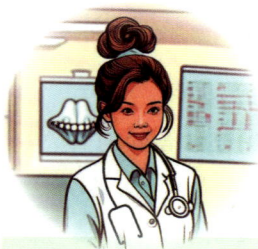

口腔溃疡一般不会癌变，由局部刺激、感染、过敏、

内分泌失调、免疫系统紊乱等因素引起，与口腔癌无直接关系。长期不愈合的口腔溃疡可能与口腔癌前病变有关。

在日常生活中，要注意保持口腔卫生，避免口腔刺激，及时治疗口腔疾病，以降低口腔癌的风险。同时，定期进行口腔检查也是预防口腔癌的重要措施。

口腔癌前病变和癌前状态的区别

口腔癌前病变是指口腔黏膜上出现的异常组织变化，包括黏膜白斑、红斑等。病变本身不一定具有癌变的风险，但有可能发展成癌症。属于病理学上的诊断，需要通过活检等检查手段进行确定。

癌前状态是指机体内的组织或器官发生细胞的异常增殖、分化、凋亡等异常变化，使组织或器官具有癌变的风险。临床可通过临床表现、影像学检查、实验室检查等手段进行初判断。

76. 什么是口腔扁平苔藓？

医生，口腔扁平苔藓是一种什么样的病？会癌变吗？

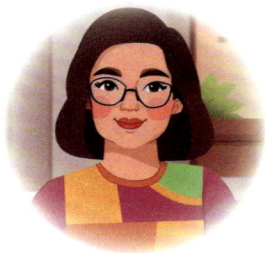

口腔苔藓是一种常见的口腔黏膜病变，黏膜表面出现白色或灰白色角化条纹和斑块，可出现在唇、颊、舌、上颚等。与局部刺激、感染、过敏、内分泌失调、免疫系统紊乱有关。

病损多呈对称性分布，针尖大小的灰白色丘疹连起来形成角化条纹。角化条纹互不融合，呈树枝状或网状，局部出现针头大小丘疹，呈圆形或椭圆形板块，有轻度刺痛感和粗糙感。属于癌前状态，有可能发展为口腔癌。所以要定期随访和检查。

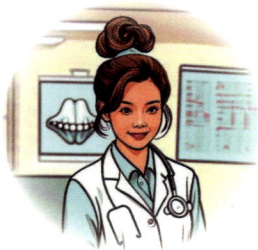

77. 口腔内白色斑块能擦掉吗 ❓

医生，口腔内白色斑块是啥？为啥擦不掉？

口腔内的白色斑块可能是口腔白斑病，也是一种常见的口腔黏膜病变，表现为口腔黏膜上出现白色或灰白色斑块，发生在牙龈、舌和颊黏膜处，擦不掉。

发病原因可能与局部刺激、感染、过敏、内分泌失调、免疫系统紊乱有关。日常生活中注意保持口腔卫生，避免口腔刺激，及时治疗口腔疾病，定期检查，防止口腔黏膜癌变风险。

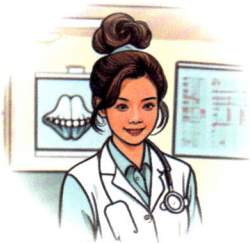

78. 口腔也会发生红斑狼疮吗？

医生，红斑狼疮不是皮肤病吗？怎么还和口腔科有关系？

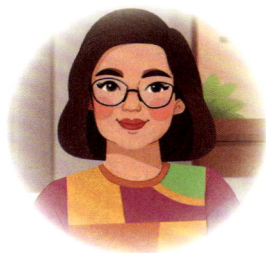

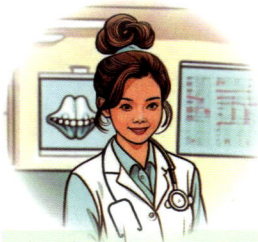

盘状红斑狼疮的确是一种以炎性斑块为特征的慢性皮肤病，属于皮肤自身免疫性炎症性疾病。因其临床表现形式多样，病变通常局限于头皮，好发于 40～50 岁女性。是一个相对良性亚型，仅有 5%～10% 发展成系统性红斑狼疮。60%～80% 的患者皮损局限于颈部以上，20%～40% 的患者累及颈部以下，70%～90% 的患者皮损分布于光敏感及日光暴露部位。早期阶段不能及时治疗，可致永久性瘢痕、毁容、不可逆脱发。

红斑狼疮局限性发生于头颈部，特别是头皮和耳部；泛发性不常见，好发于颈部上下，典型皮损在前臂伸侧和手部；偶见发于黏膜表面，包括唇部、口腔黏膜、鼻黏膜及生殖区黏膜。最初为界限清楚的覆盖鳞屑的红色斑疹或丘疹，典型皮损为圆形或形状不规则的红斑，皮损逐渐扩大呈盘状，界清，表面毛细血管扩张，附黏着性鳞屑，其下为扩张的毛囊口。愈合后留有萎缩性瘢痕及色素改变。典型临床表现是剥除痂皮后可见毛囊口角蛋白堆积。皮损累积耳部及鼻尖可致组织结构毁损。泛发性红斑狼疮容易发展为系统性红斑狼疮。

盘状红斑狼疮的治疗包括药物治疗和光疗。治疗药物包括非甾体抗炎药、抗疟药、激素类药物，光疗是通过紫外线照射减轻病情。激素类药物如泼尼松用来减轻炎症反应，免疫抑制剂如环磷酰胺、甲氨蝶呤、硫唑嘌呤可减轻红斑狼疮症状和并发症。抗疟药羟氯喹可以延缓病情进展，中药按风湿痹症辨证施治。其他外用药、物理疗法缓解皮肤症状。

治疗过程中注意防晒、避免感染，保持良好作息和饮食习惯。

79. 槟榔吃多了真的会张不开嘴吗

医生，咨询一下，我喜欢嚼槟榔，但身边有朋友开玩笑说槟榔吃多了以后会张不开嘴？这是真的假的？

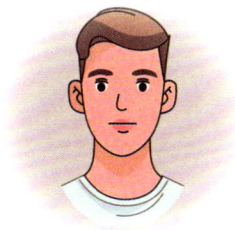

这还真是有科学依据的。槟榔在咀嚼过程中会刺激口腔黏膜，长期咀嚼槟榔会导致口腔黏膜下肌肉纤维化，从而影响嘴巴的张闭功能。此外，槟榔渣对口腔黏膜也具有刺激性，可能会加重口腔不适感。造成口腔黏膜下纤维性病变。因此，建议少食用槟榔，并注意口腔卫生，研究表明，有嚼食槟榔习惯的人群口腔癌患病率比不嚼食槟榔的人群高。

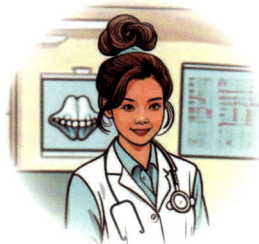

被你这一讲，我都觉得我现在张嘴都不舒服了，以后可不敢经常嚼槟榔。

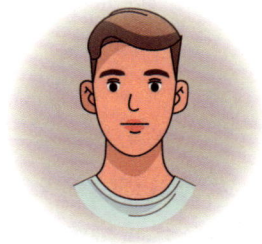

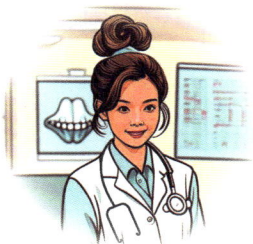

口腔黏膜下纤维病变可以影响口腔任何部位，表现为口腔黏膜下组织纤维化，口腔黏膜厚度增加、硬度增加，口腔黏膜颜色、形状质地改变。病变可能是良性，也可能是恶性，有时发生在咽部，具有慢性、隐袭性，偶尔伴有软腭水疱的潜在恶性病变。从破坏层次上讲表现为黏膜上皮组织萎缩、黏膜固有层、黏膜下层胶原纤维改变、血管闭塞，最后导致黏膜苍白、进行性张口受限及进食困难。

口腔黏膜下纤维性病变怎么确诊，检查麻烦吗？我想要检查一下。

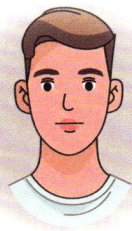

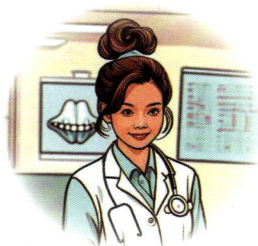

口腔黏膜下纤维病变确诊需要通过临床表现和口腔黏膜活检进行，临床表现口腔黏膜灼痛感、口干、味觉减退、唇舌麻木。外观苍白、灰白色病损，伴有溃疡、疱疹、张口受限等症状。口腔黏膜活检是取组织样本进行染色和镜检，观察是否有纤维细胞、胶原纤维增生，以及细胞和胶原纤维排列紊乱现象。这些你都没有，放心吧，以后注意就行。

如果真得了这个病，有什么治疗方法？

常见治疗方法：

（1）补充维生素 B 族、铁和其他营养素可改善症状。

（2）保持口腔卫生，减少细菌感染，减少口腔黏膜损伤。

（3）局部麻醉药、消炎药、抗生素或免疫抑制剂减轻症状促愈合。

（4）物理治疗：光疗、电疗、冷疗缓解疼痛减轻炎症。

（5）手术切除受损组织防止病情恶化。

（6）中医治疗：中药、针灸、拔罐缓解症状，促进康复。

80. 唇炎的分类有哪些？

医生，咨询一下，我最近嘴唇干燥脱皮，不自觉舔嘴唇，越舔越干，是怎么回事啊？

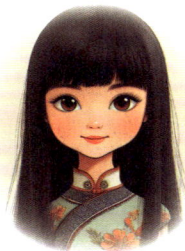

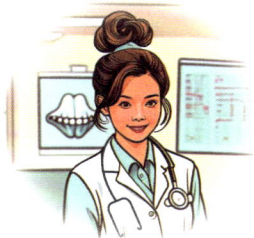

这是典型的唇炎。在寒冷干燥的季节中容易发生。当空气湿度较低时，嘴唇的水分会迅速蒸发，导致嘴唇变得干燥和脱皮。舔唇、咬唇和撕唇皮等不良习惯都会破坏唇部皮肤自我保护机制。唇炎症状包括嘴唇干燥、脱皮、疼痛、瘙痒。严重时出血和溃疡。

有我这种情况的人多吗？有什么好的防治方法？

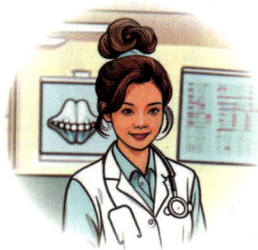

唇炎根据病程分急性和慢性；根据症状分糜烂性、湿疹性和脱屑性；根据病因病理分为慢性非特异性唇炎、腺性唇炎、良性淋巴增生性唇炎、肉芽肿性唇炎、梅－罗综合征、光化性唇炎和变态性唇炎。急性唇炎由感染或过敏引起，慢性唇炎的原因有干燥、刺激、过敏、感染、激素失调等。你这是天气干燥引起的。

常见症状
·嘴唇干燥、脱皮、裂口、瘙痒、疼痛

严重症状
·肿胀、糜烂、溃疡、结痂

▲ 唇炎的症状

解除刺激敏感因子：
避免感染、保持湿润、
远离过敏原

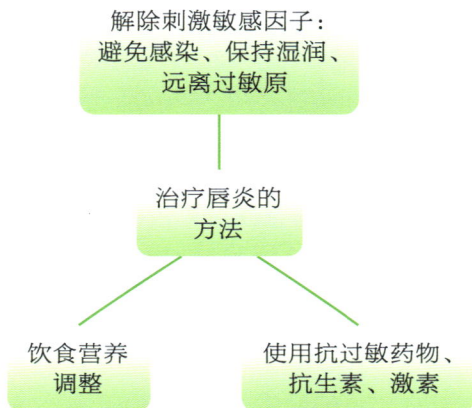

治疗唇炎的
方法

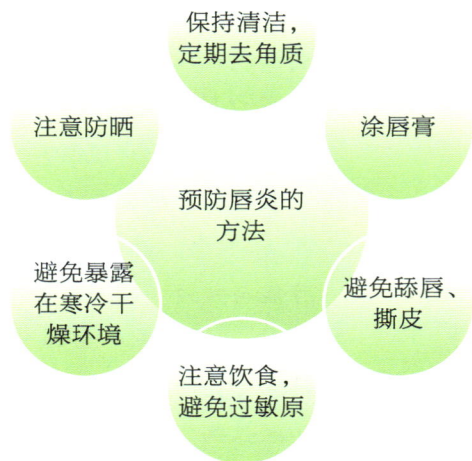

饮食营养
调整

使用抗过敏药物、
抗生素、激素

▲ 治疗唇炎的方法

保持清洁，
定期去角质

注意防晒

涂唇膏

预防唇炎的
方法

避免暴露
在寒冷干
燥环境

避免舔唇、
撕皮

注意饮食，
避免过敏原

▲ 预防唇炎的方法

123

81. 舌头上有哪些奇怪的信号？

医生，咨询一下，舌头偶有麻刺感，有什么疾病预示吗？

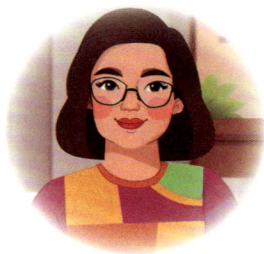

　　舌头上的奇怪信号包括：①奇怪的味道。苦涩、金属味或烧灼感等，可能与味觉神经异常有关。②刺痛感。舌头上无明显诱因的刺痛或疼痛，可能与舌头的神经分布或口腔感染有关。③瘙痒感。舌头上的皮肤出现瘙痒感，可能与口腔过敏、感染或舌苔过厚有关。④麻木感。舌头上出现麻木感，可能与神经受损、血液循环不畅或口腔感染有关。⑤蚁走感、电击感等奇怪的感觉。这些症状可能与神经性病变、精神性因素或药物不良反应有关。

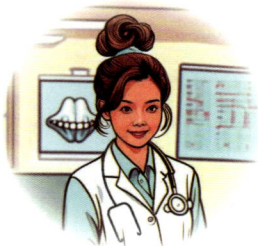

医生，身体其他器官疾病也会表现在舌头上吗？

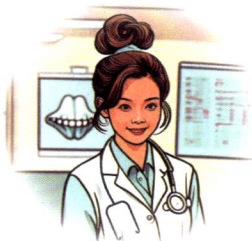

　　舌头也是反应身体健康的一个窗口，舌头的颜色、形状、舌苔等特征的确可以对身体系统疾病进行诊断和预测。

心脏疾病	舌头呈现暗红色、舌苔厚腻、舌下静脉曲张，可能是由于心脏负担过重、血液循环不畅所致
肺脏疾病	舌苔薄白、舌尖发红，可能是肺热或肺燥的表现。此外，舌苔呈黄厚腻，可能是肺部湿热的表现。
肝脏疾病	舌质红、舌苔黄厚，可能是肝火旺盛、肝气郁结所致。同时，肝脏疾病还可能导致舌体肿大、舌苔减少。
肾脏疾病	舌质淡、舌苔白滑，可能是肾功能不全、肾阳不足的表现。此外，舌苔呈粉红色，可能是肾阴虚的表现。

▲ 舌头和全身疾病的关系

125

胃肠道疾病	舌苔厚腻、舌体胖大，可能是胃肠道湿热或痰湿阻滞所致。同时，舌苔剥落、舌质红，可能是胃肠道炎症的表现。
内分泌疾病	舌体肥大、舌苔薄，可能是甲状腺功能亢进等内分泌疾病的表现。

▲ 舌头和全身疾病的关系（续）

医生，舌头也会生病吗？

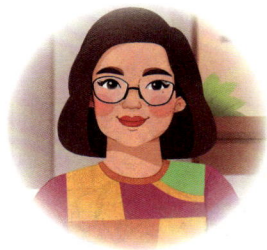

舌头也有常见的舌部口腔黏膜病。包括：

（1）舌炎：症状包括舌苔减少、舌面光滑、舌质绛红等。可能是由感染、过敏、内分泌失调、维生素缺乏等多种因素引起。

（2）舌溃疡：症状包括舌面上出现白色或黄色溃疡点、疼痛、烧灼感等。可能是由细菌、病毒、真菌等感染引起，也可能是由口腔刺激物、过敏物质、咬合创伤等引起。

（3）地图舌：症状包括舌面出现不规则的白色或黄色

斑块、舌苔减少等。发病原因可能与遗传、免疫、内分泌失调等因素有关。

（4）舌乳头炎：症状包括舌乳头肿胀、疼痛、进食困难等。可能是由细菌、病毒等感染引起的，也可能是由口腔刺激物、过敏物质等引起的。

82. 性传播疾病在口腔黏膜上有哪些信号踪迹？

医生，性传播疾病也会有口腔黏膜症状吗？

有口腔黏膜症状的性传播疾病包括梅毒、淋病、尖锐湿疣、疱疹、传染性软疣、艾滋病等。

病毒在口腔的传播疾病可不止于性传播疾病。如口腔单纯疱疹导致口腔黏膜出现水疱和溃疡。手足口病导致口腔黏膜出现水疱和溃疡，同时伴手足皮疹和发热。口腔结核导致口腔黏膜出现溃疡和结节，同时伴全身结核症状。口腔疱疹性龈口炎导致口腔黏膜出现水疱和溃疡，同时伴牙龈炎和牙周炎。

梅毒
· 梅毒在口腔黏膜上表现为硬下疳，通常在感染后3~4周出现。硬下疳可出现在唇、舌、腭、牙龈和咽喉部。

淋病
· 淋病在口腔黏膜上的表现为喉咙痛、喉咙发炎、吞咽困难等症状。淋病病毒也可通过口腔接触传播。

尖锐湿疣
· 尖锐湿疣通常表现为口腔内赘生物，可能出现在唇、舌、腭、牙龈等部位。赘生物通常为乳头状或菜花状。

疱疹
· 疱疹在口腔黏膜上的表现为水疱和溃疡，通常出现在唇、舌、腭、牙龈等部位。

传染性软疣
· 传染性软疣在口腔黏膜上的表现为米粒大小的珍珠状丘疹，通常出现在唇、舌、腭等部位。

艾滋病
· 人类免疫缺陷病毒感染口腔黏膜的表现为口腔念珠菌感染、口腔疱疹、牙周炎等。

温馨提示：

需要注意的是，这些症状并不是特定疾病的唯一表现，也可能是其他疾病引起。若出现上述症状，建议及时就医，由专业医生进行诊断和治疗。同时，保持良好的性健康和性教育也是预防性传播疾病导致的黏膜病变的重要措施。

预防口腔传染病小贴士

（1）保持口腔卫生，勤刷牙、漱口，使用含氟牙膏。

（2）避免与他人共用餐具、毛巾等个人用品。

（3）避免与口腔传染病患者密切接触。

（4）及时治疗口腔疾病，避免病情恶化。

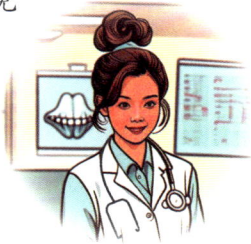

（5）注意饮食卫生，避免摄入不洁食品。

（6）积极锻炼身体，增强免疫力。

保持口腔黏膜健康小贴士

（1）每天刷牙2次，使用牙线和漱口水。

（2）戒烟限酒，定期进行口腔检查和清洁。

（3）均衡饮食。

（4）保持口腔湿润。

（5）避免口腔刺激。

（6）注意压力调节。

（7）定期检查，及时发现并治疗口腔疾病。

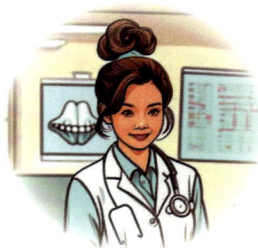

第六章

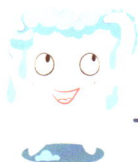

牙的修复与种植困惑
——口腔内也要进行"装修"

83. 进行义齿修复前需要进行哪些准备？

医生，在义齿修复前，要做哪些准备？年纪大了，来趟医院要麻烦子女，所以先了解下情况，方便让子女请假。

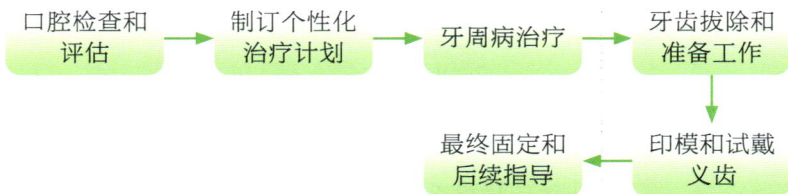

口腔检查和评估 → 制订个性化治疗计划 → 牙周病治疗 → 牙齿拔除和准备工作 ↓

最终固定和后续指导 ← 印模和试戴义齿 ←

▲ 口腔义齿修复准备工作六步走

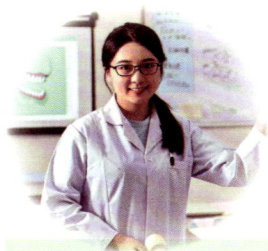

义齿修复前第一步：口腔检查和评估。

检查内容通常包括：① 口腔健康评估，了解牙齿、牙龈、口腔黏膜健康状况，有无牙龈炎、牙周病等。② 牙齿情况评估，哪些牙齿需要修复和拔除，周围牙齿的健康状况和稳定性。③ 口腔 X 线检查，了解牙齿、牙根和颌骨情况是否有隐藏的根尖病变或骨质损伤。

义齿修复前第二步：制订个性化治疗计划。

计划内容通常包括：① 修复类型选择，全口义齿、部分义齿还是单个牙齿的义齿修复。② 治疗具体步骤和时间安排，包括拔牙、牙槽骨愈合、印模制作、义齿试戴、最终固定等。③ 费用和使用方法，对治疗费用进行评估，并交代义齿使用注意事项。

义齿修复前第三步：牙周病治疗。

若患者有牙周病或其他口腔疾病，需要在进行义齿修复之前先进行治疗。健康的口腔环境是义齿修复成功的重要前提。治疗内容包括洁牙、刮治、根面平整等牙周治疗措施，以确保牙龈和支持牙齿的骨质健康。

义齿修复前第四步：牙齿拔除和准备工作。

若有严重问题牙齿需要拔除，安排相应的拔牙治疗。

拔牙治疗内容包括：① 拔牙前检查拔牙的必要性和安全性，评估患者全身健康状况及拔牙后的愈合问题；② 拔牙后护理，对拔牙后的伤口进行适当的护理和治疗，确保伤口愈合顺利。

义齿修复前第五步：印模和试戴义齿。

印模和试戴义齿步骤包括：① 印模制作，使用口腔数字化口腔扫描仪或医用硅胶等材料制作口腔的精确模型，以便于制作义齿。② 试戴义齿，制作出初步的义齿后，患者需要进行试戴，以确保义齿的质量、适合度和舒适度。在试戴阶段，可能需要进行一些微调和调整。

义齿修复最后一步：最终固定和后续护理指导。

步骤包括：① 义齿固定，使用适当的黏合剂或其他固定方法将义齿安置在患者口腔中，确保其稳固性和功能性。② 后续护理，向患者提供关于如何正确清洁和保养义齿的指导，以及需要定期复诊的建议。

84. 为什么要对牙体缺损的部分进行修复？

医生，牙体缺损修复的目的是什么？

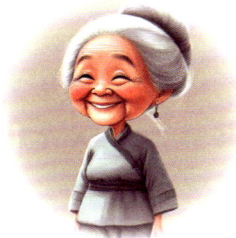

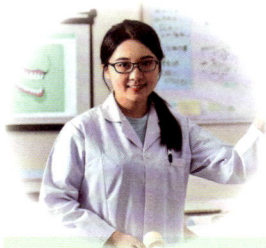

　　牙体缺损主要是指牙齿表面因为龋齿、外伤或其他原因而出现的破损或腐蚀。修复这些缺损不仅是为了美观，更重要的是有助于保护牙齿结构，避免感染扩散，保持牙列功能和咀嚼能力。

　　牙体缺损修复目的一：保护牙齿结构和功能。

　　牙体缺损修复可保护牙齿结构，防止破损进一步扩展和加重。龋齿是最常见的牙体缺损之一，若不及时修复，龋齿会进一步侵蚀牙齿组织。通过修复牙体缺损，可有效保护牙齿健康组织，延长牙齿使用寿命，避免由于牙齿损伤而导致的不必要的疼痛和不便。

　　牙体缺损修复目的二：预防牙齿感染和疼痛。

　　牙体缺损不仅影响牙齿外观，还导致牙齿感染和牙髓炎。牙髓一旦感染，可能引发剧烈的牙痛、牙齿松动甚至需要根管治疗或牙齿拔除。修复牙体缺损可有效预防这些并发症的发生，保持口腔健康状态，减少牙齿相关疼痛和不适。

　　牙体缺损修复目的三：改善咀嚼功能和言语清晰度。

　　牙体缺损修复既可恢复牙齿的结构完整性，还可改善咀嚼功能。牙体缺损影响到食物的充分咀嚼和消化，导致消化问题。通过修复牙体缺损，可确保牙齿正常、有效地参与咀嚼，保证食物充分消化和营养吸收。牙体缺损修复还有助于保持言语清晰度。牙列和结构对发音的准确性有重要影响，特别是前牙缺损可导致言语不清或发音困难。修复缺损可恢复牙齿的正常排列和功能，改善言语表达的清晰度和流畅度。

牙体缺损修复目的四：提升口腔美观和信心。

有牙体缺损时，不仅影响外观美观，还可能导致个人自信心下降和社交困扰。通过现代牙体修复技术，如牙科充填、牙齿修复或美容修复，可以有效改善牙齿外观，重塑自然、健康的笑容，提升个人的社交和生活质量。

温馨提示：

牙体缺损修复不仅是为了修复牙齿的物理结构，更是为了维护口腔健康、预防感染和疼痛，提升咀嚼功能和言语清晰度，以及增强口腔美观和个人自信心。定期检查和及时修复牙体缺损，是维护口腔健康和全身健康的重要步骤，也是追求生活质量和幸福感的重要组成部分。

85. 牙体缺损有哪些修复手段❓

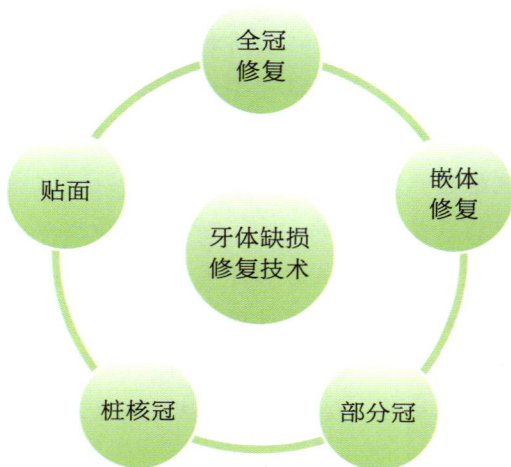

▲ 常见牙体缺损修复技术手段

　　牙体缺损修复技术手段一：全冠修复。

　　全冠修复是覆盖整个牙齿表面的修复方式，通常用于牙体严重破损、龋齿过大或牙髓治疗后的牙齿。全冠修复可为牙齿提供最大程度的保护和支持，重建牙齿形态和功能。常见材料有金属瓷全冠、全瓷全冠和锆陶瓷全冠，具体选择取决于美观要求、功能需求和患者的口腔情况。全冠优点包括极高的耐久性和强度，能够长期保持良好的功能和外观；缺点是相对于其他修复方式来说，需要切削更多的牙体组织。

牙体缺损修复技术手段二：嵌体修复。

嵌体修复介于充填物和全冠之间，适用于中等大小的牙体缺损，由于中度龋齿或老化性失去结构引起的缺损。嵌体可以是金属、陶瓷或复合树脂材料制成，根据需要定制成适合牙齿形状和大小的修复体。嵌体分为两种类型：内嵌体覆盖在牙齿的凹洞部位；外嵌体覆盖在牙齿的凸起部位。优点是包括保留更多的健康牙体组织、提供良好的密合度和耐久性；缺点是相较于全冠，可能缺乏强度和支持力。

牙体缺损修复技术手段三：部分冠修复。

部分冠修复覆盖牙齿的一部分，通常用于需要修复的牙体缺损不多的情况，同时需要保留尽可能多的健康牙体。部分冠修复可以是金属瓷材料或全瓷材料，具体选择取决于患者的美观要求和功能需求。部分冠优点包括保留更多的牙体结构、较好的耐久性和功能性；缺点是对于大面积的牙体损伤可能不够合适。

牙体缺损修复技术手段四：桩核冠修复。

桩核冠修复通常用于根部治疗后需要重建的牙齿，如根管治疗后牙齿受损严重，需要增强支持和保护。桩核冠修复包括两个部分：①在牙齿根部插入金属或者纤维桩以增强支持作用。②在桩的基础上加上定制的全冠或部分冠。桩核冠的优点在于提供牙齿较好的支持和稳固性，避免牙齿进一步破损和失去；缺点是治疗过程较为复杂和耗时。

牙体缺损修复技术手段五：贴面修复。

　　贴面修复是一种比较轻微的牙体缺损修复方法，适用于改善牙齿外观的情况，如修复色素沉积、轻微磨损或不规则牙齿形态。贴面通常使用薄而坚固的陶瓷材料，粘贴在牙齿前表面，以改善牙齿的外观、色彩和形状。贴面的优点包括保留更多的健康牙体、美观性高、修复过程相对简单；缺点是对于牙齿结构损伤较重或需要功能性修复的情况不适用。

86. 牙体修复材料有哪些

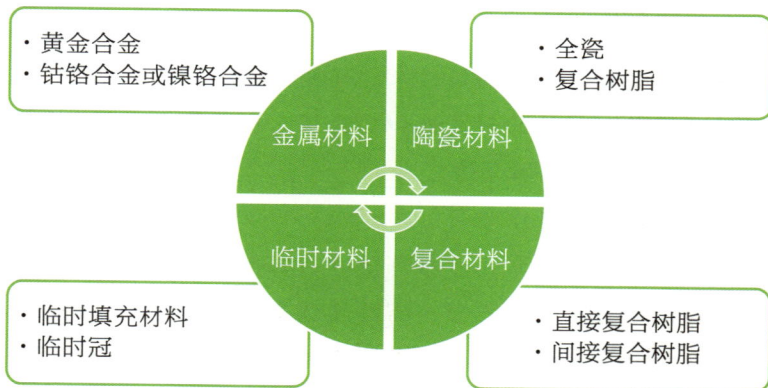

- 黄金合金
- 钴铬合金或镍铬合金

- 全瓷
- 复合树脂

金属材料　陶瓷材料

临时材料　复合材料

- 临时填充材料
- 临时冠

- 直接复合树脂
- 间接复合树脂

▲ 常见的牙齿修复材料

金属材料的特点

金属材料在牙科修复中应用时间最长最广泛，包括黄金合金、钴铬合金和镍铬合金。黄金合金具高强度、长期稳定性和耐腐蚀性的特点，适用于需要承受较大咀嚼力的后牙修复，如全冠或部分冠。钴铬合金和镍铬合金具有良好的耐久性和强度，适合用于部分冠、桩核冠等修复。

金属材料的优点：长期稳定性和强度，适合长期负荷的牙齿；缺点：不透明，影响美观，且可能需要更多牙体切削。

陶瓷材料的特点

陶瓷材料因其天然牙齿类似的色泽和光学性能而成为牙科修复的首选之一。主要包括氧化锆陶瓷、氧化铝陶瓷和蜂窝状陶瓷等，具优秀的美学效果和生物相容性。适于前牙贴面、全冠和部分冠等修复，能提供优异的美观效果和较好的耐磨性。

陶瓷材料的优点：高度的美学效果、生物相容性和耐磨性；缺点：成本较高，制作过程需要更多时间。

复合材料的特点

复合树脂是一种合成树脂材料，具可塑性强、颜色可调和粘接性好的特点。适于修复前牙的轻度到中度缺损，如嵌体修复和小面积贴面，耐久性稍逊于其他材料。主要包括：① 直接复合树脂。这种材料可直接填充牙体缺损，经过特殊处理后硬化并与牙齿结合。适用于修复轻度到中度的牙体缺损，如小龋洞或表面磨损。② 间接复合树脂。间接复合树脂是在牙科实验室中制作的修复体，然后在牙科诊所中固定到牙齿上。它适用于较大的牙体缺损，如嵌体修复。

复合材料的优点：颜色可调、可修复性强和较低的费用；缺点：耐久性较差，容易因使用压力而磨损或破裂。

临时材料的特点

临时修复材料通常用于在正式修复体制作完成之前保护牙齿或临时修复牙体缺损。主要的临时修复材料包括临时充填材料和临时冠。

临时修复材料的优点：简单易用、成本低廉和快速操作；缺点：耐久性差，不能长期使用。

87. 牙体修复完成后可能出现哪些问题？

牙体修复常见类型

常见类型	修复方法
直接修复	将填充或修复材料如树脂复合材料直接应用于患牙，并通过紫外线或者光源固化。
间接修复	需要在牙科实验室中制作的修复物，例如牙套、冠、桥梁或其他定制修复物，通常由金属、陶瓷或树脂材料制成。再将修复物应用于患牙。

　　牙体修复是一种常见的牙齿治疗方法，通常用于修复因蛀牙、损伤或其他因素导致的牙齿损坏。牙体修复不仅可以恢复牙齿的功能和外观，还能帮助预防进一步的损伤和感染。然而，尽管现代牙科技术已经非常先进，大多数牙体修复都是成功的，但有时候患者在接受牙体修复后可能会遇到以下一些常见问题，需要额外注意和护理。

医生，牙体修复后会出现哪些现象需要注意？

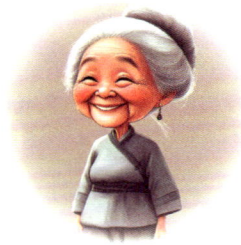

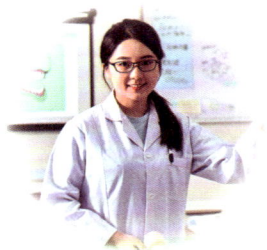

　　牙体修复后的注意事项一：敏感。修复后的牙齿可能暂时对刺激（例如冷热食物）更为敏感。这种敏感通常会随着时间逐渐减轻，但初期需要特别注意。

　　牙体修复后的注意事项二：过敏反应。某些人可能对修复材料中的某些成分过敏，例如金属合金或特定的树脂。如果出现持续的不适或过敏反应，应及时咨询牙医。

　　牙体修复后的注意事项三：修复物破裂或脱落。在使用牙齿的过程中，尤其是在接受直接修复的情况下，修复物有可能破裂或脱落。这通常是由于咬合力过大或修复物不合适引起的，需要及时调整以缓解不适。

　　牙体修复后的注意事项四：细菌感染。如果修复物未能完全密合或者修复前的牙齿有感染，细菌可能进入牙齿内部，导致二次感染或根尖周炎的风险增加。这种情况下，可能需要进行根管治疗或其他进一步的治疗。

　　牙体修复后的注意事项五：咬合问题。牙体修复后，咬合关系可能发生变化，导致不适或咬合不良。这通常可以通过微调修复物或进行咬合调整来解决。

　　牙体修复后的注意事项六：牙齿变色。某些修复材料（尤其是某些树脂复合材料）可能随时间而变色，尤其是在暴露于咖啡、茶、烟草或其他染色物质的情况下。

牙体修复后注意事项

　　（1）保持良好的口腔卫生习惯：包括刷牙、使用牙线、漱口，并定期进行牙科检查和清洁。

　　（2）避免损伤：尽量避免使用牙齿来打开包装或咬硬物，这可能会损坏修复物或牙齿本身。

　　（3）定期复查：根据牙医建议定期复查，以确保修复物的状态良好，及时发现并处理任何潜在问题。

（4）饮食和生活习惯：减少或避免摄入过多的含糖食物和饮料，戒烟，有助于保持牙体修复物的持久性和功能。

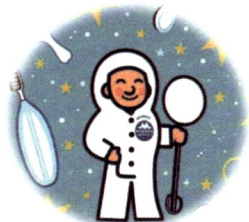

88. 为什么牙列缺失后应尽快开展修复工作？

医生，牙缺失后为何要尽快补？

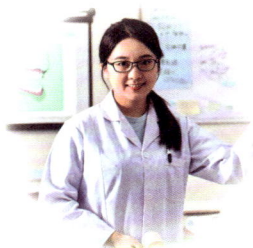

牙列缺失是指口腔中因牙齿丢失而导致的牙齿空隙或缺失状态。无论是蛀牙、牙周病、外伤或其他原因，一旦牙齿丢失，若不及时修复，可能会引发一系列健康问题，

如邻牙移位导致咬合不良，长期缺失的牙列导致牙龈萎缩引起其他牙丢失风险，咀嚼功能减弱导致影响消化吸收，前牙缺失导致口语清晰度下降，面部外观发生改变导致心理压力增加。因此，尽快开展牙列缺失的修复工作至关重要。

尽快修复可以起到以下几种作用：

（1）保持牙齿结构稳定和咬合功能，防止邻牙移位。

（2）保护牙龈和颌骨健康，预防牙龈萎缩和颌骨骨质流失。

（3）改善口腔功能和美观，恢复咀嚼功能，有助于患者营养摄取和健康维护。

（4）改善面部美观，提升患者外观和自信心。

（5）减少牙齿进一步损坏或缺失，预防进一步的牙齿风险问题。

89. 固定局部义齿与可摘局部义齿的优缺点有哪些？

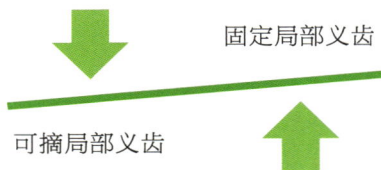

固定局部义齿

可摘局部义齿

▲ 固定局部义齿与可摘局部义齿孰优孰劣？

固定局部义齿的优缺点

优点：

（1）稳定性强：固定在牙龈、邻近牙齿或种植体上，非常稳固，不会在口腔内移动或松动。

（2）功能性好：恢复咀嚼功能效果能够更接近自然牙齿的咀嚼感受，吃硬物不会感到不适。

（3）美观性佳：与自然牙齿或人工种植体融合度高，外观自然。

（4）长期稳定性：若保养良好，固定义齿通常能够持久稳定，减少修复的频率和需求。

缺点：

（1）手术风险：需要进行手术植入人工种植体，存在手术风险和术后恢复期。

（2）费用较高：固定义齿成本通常更高，特别是种植牙。

（3）维护和清洁难度：清洁固定义齿需要特殊牙刷、牙线和间隙刷，比可摘局部义齿麻烦。

可摘局部义齿的优缺点

优点：

（1）便于清洁：可轻松取下来清洁，使用起来更方便，更容易保持口腔卫生。

（2）经济性：相对于固定义齿，可摘局部义齿成本更低，特别是不需要种植牙的情况下。

（3）适应性广：适用于各种牙列缺失情况，包括牙槽骨密度不足或不适合进行种植的患者。

缺点：

（1）稳定性差：与固定义齿相比，在口腔内的稳定性较差，可能会在咀嚼或说话时产生移动感或咬合不准确。

（2）对周围牙齿的影响：长期使用可摘局部义齿可能会对周围的自然牙齿产生压力，导致邻牙移位或其他问题。

（3）美观性：由于需要支架，可摘局部义齿可能在外观上没有固定义齿那样自然。

医生推荐选择原则

（1）牙齿缺失数量、位置及周围牙齿健康状态。

（2）牙槽骨的健康和密度是否适合种植牙手术。

（3）个体的口腔卫生习惯是否能够保持固定义齿的清洁维护。

（4）美学需求：患者对于口腔美观的重视程度和期望。

（5）经济承受能力，患者能够接受的经济成本和预算。

90. 无牙颌有什么特点

什么是无牙颌？处于无牙颌状态危害严重吗？

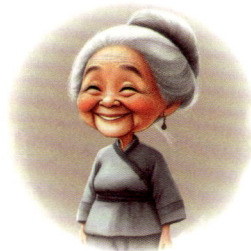

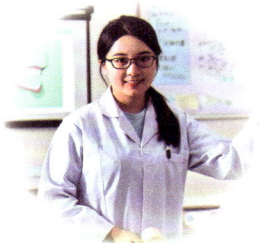

无牙颌是指口腔中的所有自然牙齿都已经丧失，无法自然咀嚼和咬合食物。无牙颌状态对于口腔健康和整体健康都有显著影响。不仅影响个人咀嚼功能和言语表达能力，还对面部外观、营养摄取和心理健康造成影响。

无牙颌的原因很多，主要包括：① 牙齿龋齿严重。牙齿蛀坏严重到无法保留。② 牙周病。长期不治疗的牙周疾病导致牙槽骨丧失，无法支撑牙齿。③ 意外事故。如意外损伤或外伤导致牙齿丧失。④ 先天性缺失。出生时就缺少牙齿发育。⑤ 其他口腔疾病。如牙髓炎等严重牙齿疾病。

无牙颌的危害主要包括：① 咀嚼功能丧失。患者无法正常咀嚼处理食物，影响食物的消化和营养吸收，导致营养摄取不足。② 言语困难。无牙颌导致言语不清或发音困难。③ 面部外观改变。缺少牙齿支撑导致面部塌陷或凹陷，影响面部轮廓和外观。④ 自信心降低。牙齿丧失可能对个体的外貌自信心造成负面影响，导致焦虑、抑郁或其他心理健康问题。

修复无牙颌的技术：① 全口义齿。分为可摘全口义齿和固定全口义齿。② 种植牙技术。种植牙技术是一种高级替代方案，植入人工种植体来模拟牙齿根部，然后在其上安装义齿。能提供与自然牙齿接近的咀嚼感受和美观效果，同时保持周围牙槽骨的健康和稳定。③ 义齿及其他替代方案。义齿及义齿座。

温馨提示：

无牙颌状患者除选择合适的牙科修复方案外，还应注意以下几点来改善和维护口腔健康和生活质量。① 定期的口腔健康检查：定期检查口腔健康，确保义齿的状态良好和周围牙槽骨的健康。② 良好的口腔卫生习惯：使用适当的牙刷、牙线和口腔清洁剂来清洁义齿和口腔，预防口腔疾病的发生。③ 均衡的饮食：选择均衡营养的饮食，包括易于咀嚼和消化的食物，以确保营养的充分吸收。④ 遵循牙医建议：定期回访，根据牙医的建议进行义齿的调整和维护，保持其功能和美观效果。

91. 什么是全口义齿❓

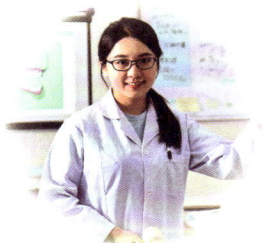

全口义齿是一种完全替代口腔中所有缺失牙齿的牙科修复方案。旨在通过仿制人工牙齿，恢复患者的咀嚼功能、言语清晰度和面部美观。全口义齿通常由牙科专家根据患者的口腔情况和个体需求，设计制作出来，以保证其稳固性、舒适性和自然性。适用于那些失去所有自然牙齿的患者。这种技术不仅恢复患者的咀嚼功能和美观外观，还对口腔健康和整体生活质量产生了显著的积极影响。

固定桥梁全口义齿：通过固定在牙槽骨上的人工牙齿，如瓷牙或合金牙，来替代缺失的牙齿。这种方式通常需要在口腔内制作固定的桥梁，通过附着在周围健康牙齿或种植体上，实现高度稳固和自然的咀嚼感。

种植支持的全口义齿：借助种植牙技术，将人工种植体植入牙槽骨中，然后在其上安装固定的人工牙齿。这种方式不仅提供了优越的稳固性，还能够模拟自然牙齿的根部结构，有助于保持牙槽骨的健康和稳定。

传统可摘全口义齿：通过义齿座和支架设计，可轻松放入和取出。适用于那些无法接受固定式义齿的患者，或需要定期清洁和维护的情况。

植入支持的可摘全口义齿：结合植入牙种植体优势，这种可摘义齿在固定性和稳定性上较传统型有所提升。它通常使用球形或连接条支架系统与种植体结合，提供更牢固的支持，减少了摩擦和移动。

（1）全口义齿适应人群：① 完全牙齿丧失。② 牙齿严重磨损或病变，传统手段难以有效恢复咀嚼功能和美观。③ 牙周疾病后牙槽骨吸收，无法支撑自然牙齿固定。④ 想要提高生活质量，希望正常咀嚼功能和美观的患者。

（2）全口义齿的制作过程：

制作全口义齿通常需要多个步骤和专业的团队合作。① 初步评估和计划。牙医会首先对患者的口腔情况进行详细评估，包括口腔健康、牙齿位置和牙槽骨状况等。根据评估结果，制订个性化的治疗计划。② 牙齿制作和适配。根据初步评估，牙医会为患者制作合适的全口义齿模型。这可能涉及数字扫描技术、模型制作和预制义齿的适配。③ 调整和定制。一旦初步义齿制作完成，牙医会与患者进行沟通和试戴。根据患者的反馈，可能需要进行进一步的调整和定制，确保义齿的舒适性和稳定性。④ 安装和后续调整。当全口义齿制作完成并且适配良好时，牙医会安装在患者口腔内，并进行必要的调整。这可能包括咬合检查、调整支架或牙齿间隙，以确保咀嚼功能和舒适性达到最佳状态。

（3）维护和管理全口义齿：

维护和管理全口义齿对于保持其良好状态和延长使用寿命至关重要，需要：① 日常清洁和护理。使用特制的牙刷和牙膏清洁全口义齿，定期使用牙线和漱口水来预防口腔疾病。② 定期检查和维护。定期回访牙医进行全口义齿的检查和维护，检查支架和义齿的稳固性和舒适性。③ 避免咬硬物。在适应期间，避免咬硬物和过度使用义齿，以免损坏支架或牙龈。

92. 不习惯戴全口义齿怎么办

全口义齿对于失去所有牙齿的患者来说，是恢复咀嚼功能和美观外观的重要解决方案。然而，戴上全口义齿后，有些人可能会面临适应困难和不适感。患者要做到：

（1）理解适应期的重要性。戴全口义齿的适应期间，可能会出现以下一些常见情况：① 口腔不适感。包括牙龈不适、咬合不正常、口唇舌头的摩擦感等。② 咀嚼功能恢复困难。由于义齿形态、咬合位置的不熟悉，可能导致咀嚼食物时的困难。③ 语言障碍。部分人可能因为义齿的存在而产生语言不清晰或发音不准确的问题。

理解适应期的存在是至关重要的。这段时间内，身体和口腔系统都在逐渐适应新的牙齿结构和功能，需要耐心和适当的帮助。

（2）寻求专业指导和调整。在戴全口义齿的初期，建议密切配合牙医进行定期的回访和调整。专业的牙医可以：① 调整咬合和牙齿位置。确保义齿的咬合面和口腔内其他结构的适配性。② 解决不适问题。如口腔溃疡、牙龈炎症等，及时处理和缓解。③ 提供使用建议。包括如何正确清洁义齿、维持口腔卫生等方面的指导。通过专业的指导和调整，可以显著减少适应期的不适感和困难，帮助患者更快地适应新的口腔状态。

（3）逐步恢复咀嚼功能。戴上全口义齿后，逐步恢复正常的咀嚼功能是关键之一：① 选择软食品。初期可以选择软食品或切成小块的食物，减少对义齿的负担。② 小口咀嚼。练习小口咀嚼，有助于逐步适应义齿的咬合力和咀嚼运动。③ 避免过硬食物。在适应期间，尽量避免过硬或者黏性过强的食物，以免损坏义齿或造成不适感。

逐步恢复咀嚼功能需要时间和耐心，但通过适当的饮食选择和咀嚼练习，可以有效加快适应进程。

（4）日常的义齿护理和清洁。保持全口义齿的清洁和护理是确保舒适使用的关键，要做到：① 定期清洁。使用特制的义齿刷和清洁剂，彻底清洁义齿和支架。② 避免滥用胶水。选择正确的义齿黏合剂，避免过度使用，以免影响口腔健康。③ 定期检查。定期回访牙医，检查义齿的稳定性和支架的健康状态。

通过良好的清洁和护理习惯，可以有效预防口腔疾病和不适感，提升全口义齿的使用舒适度。

（5）寻求心理支持和社会支持。

适应全口义齿不仅是身体的过程，还涉及心理和社会方面的调整：① 接受心理辅导。如有必要，可以寻求专业的心理咨询或支持小组，分享经验和情感。② 家庭支持。亲友的理解和支持对于适应期的度过也是至关重要的。

通过心理和社会层面的支持，患者可以更好地应对适应期的挑战，增强信心和积极性。

戴全口义齿的适应期因人而异，但通过以上方法和建议，大多数患者可以逐步克服困难，缓解不适感。关键在于理解适应期的自然过程，积极配合专业的牙医指导和调整，同时通过逐步恢复咀嚼功能和日常护理，使全口义齿成为生活中的有益补充。如果你或你身边的人正面临这一过程，请不要犹豫，及时寻求专业的帮助和支持，共同度过适应期，迎接更美好的口腔健康和生活质量。

93. 戴全口义齿可能遇到的常见问题及解决方法有哪些？

全口义齿是一种重要的口腔修复方案，适用于因多种原因失去全部牙齿的患者。虽然戴全口义齿可以显著改善咀嚼功能和美观外观，但也可能伴随一些常见问题。这里将探讨这些问题及其解决方法，帮助患者更好地理解和应对全口义齿的使用过程。

（1）适应期的不适感。戴上全口义齿后，很多人会经历适应期，在此期间可能会出现以下不适感和困难。

口腔不适感：义齿初期可能会导致口腔软组织（如牙龈、舌头）的不适感，可能有摩擦或压力感。

咬合不准确：义齿的咬合面与自然牙齿不同，初期可能需要调整才能达到舒适的咀嚼状态。

语言不清晰：部分患者可能因义齿影响语音的发音清晰度，需要适应和练习。

解决方法：在适应期间，定期与牙医进行沟通和回访非常重要。专业的调整可以改善义齿的适配性，缓解不适感和提升使用舒适度。

（2）咀嚼功能的恢复困难。由于全口义齿不同于自然牙齿，可能会对咀嚼功能产生影响。

咀嚼效率降低：初期可能需要更长时间来适应正确的咀嚼动作和力度。

食物选择限制：某些硬质或黏性食物可能不适合戴义齿者，需要注意饮食选择。

解决方法：选择软食品和小块食物，逐步增加咀嚼力度和适应新的咀嚼方式。定期与牙医沟通，调整咬合面，提升咀嚼效率和舒适度。

（3）口腔卫生的挑战。全口义齿的存在可能增加口腔卫生的难度。

清洁困难：义齿与牙龈之间的间隙和支架部分需要特别注意清洁，否则易引发口腔炎症或口臭问题。

口气问题：如果义齿未能及时清洁或不正确使用义齿黏合剂，可能导致口气不新鲜。

解决方法：使用专门的义齿刷和清洁剂进行日常清洁，定期到牙医处进行深度清洁和检查。正确使用义齿黏合剂，避免过多使用，保持口气清新。

（4）需要经常的调整和维护。全口义齿的使用需要定期的调整和维护。

义齿松动：随着时间推移，义齿可能因支架磨损或口腔骨质变化而松动。

咬合调整：义齿的咬合面可能会因为使用习惯或口腔变化而需要定期调整。

解决方法：定期回访牙医，接受义齿的定期检查和调整。保持义齿的稳定性和舒适度，延长其使用寿命。

（5）心理和社会适应问题。戴全口义齿可能会对个人的心理和社会适应产生影响。

自我形象问题：义齿可能会影响个人的自我形象和自信心。

社会交往：初期可能因为语音或外观的变化而感到不安或羞怯。

解决方法：积极寻求家庭和朋友的支持，接受心理咨询或参加义齿使用者的支持小组，分享经验和情感，增强适应能力和自信心。

戴全口义齿是一项需要适应和维护的过程，但通过合理的清洁、定期的调整和专业的指导，大多数问题都可以有效解决。重要的是理解适应期的存在，及时与牙医沟通，保持良好的口腔卫生习惯，以及寻求心理和社会层面的支持。这些措施将帮助患者更好地适应全口义齿，提升生活质量和使用效果。

94. 什么情况下可以种植义齿

种植义齿是一种现代化的口腔修复方法，通过植入人工牙根来替代缺失的自然牙齿，达到恢复功能和美观的目的。后面列出种植义齿的适应情况，帮助读者了解何时可以考虑进行种植义齿手术。

（1）自然牙齿无法修复的严重损伤。

种植义齿适用于以下自然牙齿无法通过常规修复手段解决的情况：① 牙齿缺失。单个或多个牙齿因为意外、龋齿或其他原因严重损坏无法保留。② 牙齿脱落。因牙周病、牙龈问题或其他口腔疾病导致牙齿脱落，无法自然恢复或修复。③ 牙齿移位。牙齿移位严重影响咬合功能或美观，传统矫正难以恢复正常位置。

在这些情况下，种植义齿可以通过植入牙槽骨中的人工牙根，固定牙齿修复体，稳固可靠地恢复牙齿功能和外观。

（2）适合植入的口腔健康状态。

种植义齿手术需要有一定的口腔健康状态和条件：① 牙龈健康。牙龈应当没有严重的炎症、感染或牙周病，以确保手术后植入部位的愈合。② 足够的牙槽骨。牙槽骨的质量和数量需要足够支持种植体的稳固植入，避免术后出现种植体松动或失败。③ 良好的全身健康状态。患者应该没有严重的全身性疾病，如未控制的糖尿病、免疫系统疾病等，以减少手术风险和愈合问题。在口腔评估和 CT 扫描确认牙槽骨的情况后，牙医可以确定患者是否适合进行种植义齿手术。

（3）咀嚼功能和语音功能需要恢复的需要。

种植义齿不仅可以恢复牙齿的咀嚼功能，还有助于改善语音功能和口腔结构的稳定性：① 恢复咀嚼功能。患者因牙齿缺失导致咀嚼效率低下或不能正常咀嚼食物时，种植义齿可以重建牙列，提升咀嚼效果。② 改善语音清晰度。某些牙齿缺失情况可能会影响语音发音，种植义齿可以修复牙列，改善语音清晰度和口腔结构稳定性。通过种植义齿，患者可以重获自然牙齿的功能和舒适性，改善生活质量和口腔健康。

（4）美观需要和自信心恢复的考虑。

除了功能恢复外，种植义齿还可以改善患者的外观和自信心：① 美观效果。种植义齿设计可以与自然牙齿相似，保持面部轮廓和笑容的美观自然。② 自信心提升。有了完整的牙齿，患者可以更自信地面对社交和公共场合，改善心理健康和生活质量。

（5）替换传统义齿的优势。

相比传统的部分义齿或全口义齿，种植义齿具有明显的优势：① 稳固性。种植义齿通过植入的人工牙根牢固固定，不易松动或移位。② 保护相邻牙齿。不需要依赖邻近牙齿支持，保护了健康的自然牙齿。③ 长期效果。正确护理和保养下，种植义齿可以长期使用，效果稳定可靠。

种植义齿是一种现代化、有效的口腔修复方法，适用于因各种原因导致牙齿严重损伤或缺失的患者。通过植入人工牙根，可以稳固地恢复牙齿功能和美观效果，改善患者的咀嚼能力、语音清晰度和自信心。然而，每位患者的口腔状况和整体健康状态都不同，建议在接受种植义齿之前，咨询专业牙医进行全面评估和诊断，确保选择最适合的治疗方案。

种植义齿的好处

（1）解决牙齿缺失导致的功能障碍。

牙齿缺失对口腔功能会造成显著影响，因此，种植义齿是一种有效的解决方案。

单个牙齿缺失：由于事故、牙齿龋坏或其他原因导致的单个牙齿缺失，影响了咀嚼和美观。

多个牙齿缺失：连续多颗牙齿缺失，传统的部分义齿难以提供稳固的支持，种植义齿能够有效修复。

全口牙齿缺失：完全失去牙齿时，种植义齿可以作为全口修复的选择，恢复口腔功能和外观。

这些情况下，种植义齿可以通过植入的牙槽骨中的人工牙根，固定牙齿修复体，重建牙列，提升咀嚼效率和舒适度。

（2）解决牙齿缺失导致的美观问题。

牙齿缺失不仅影响功能，还会影响外观和个人自信心。

面部美观：缺失牙齿可能导致面部轮廓改变，种植义齿可以重建牙列，保持面部的自然轮廓。

口腔美观：牙齿缺失会影响笑容的美观，种植义齿可以与自然牙齿融合，提升口腔的美观度。

种植义齿通过仿真的修复体设计，使得患者在笑容时更加自信，改善生活质量。

（3）解决传统义齿无法满足的需求。

与传统的部分义齿或全口义齿相比，种植义齿具有明显的优势。

稳固性：种植义齿通过植入的人工牙根牢固固定，不易松动或移位，提供更加稳固的支持。

保护健康牙齿：传统义齿需要依赖邻近的健康牙齿来提供支持，而种植义齿不需要，保护了健康的牙齿。

自然感和功能：种植义齿设计可以与自然牙齿一样，恢复咀嚼功能和语音清晰度，让患者感受更加自然的口腔状态。

（4）牙周病后的修复选择。

牙周病严重影响牙齿的支持结构，可能导致牙齿松动甚至脱落。在此情况下，种植义齿可以作为修复选择。

保持牙槽骨稳定：种植义齿通过人工牙根植入牙槽骨中，有助于保持牙槽骨的稳定性，防止骨质吸收。

重建牙齿支持：牙周病后失去的牙齿，通过种植义齿可以重建咀嚼功能和牙齿支持，改善口腔健康。

（5）改善口腔功能和生活质量。

种植义齿不仅能够有效修复牙齿缺失，还能改善患者的口腔功能和生活质量。它是一种现代化、可靠的口腔修复方法，适用于多种牙齿缺失的情况。然而，每位患者的口腔状况和全身健康状况是种植义齿是否合适的重要考虑因素。在决定进行种植义齿手术之前，建议咨询专业牙医进行全面评估和诊断，确保选择最适合的治疗方案。

通过种植义齿，患者可以重获完整的牙齿功能和自信的笑容，享受更加健康和美好的生活。

95. 种植牙修复具备哪些优势？

种植牙作为现代牙齿修复的领先技术，以其稳固性、自然感和持久性而备受推崇。了解种植牙修复的优点，可以帮助读者全面了解该技术在口腔医学中的重要性。

（1）稳固性和可靠性。

种植牙的最大优势之一是其稳固性和可靠性。它通过将人工牙根（种植体）植入牙槽骨中，来替代缺失的牙根。这些人工牙根通常由生物相容性极高的钛合金制成，能够与周围的骨组织良好结合，形成稳定的支撑结构。相比之下，传统的部分或全口义齿需要依赖于邻近牙齿的支持或牙床上的吸附力，容易导致移动或不适。

种植牙的稳固性使患者可以恢复正常的咀嚼功能，无需担心传统义齿可能出现的滑动或咬合不准确问题。这种可靠性意味着种植牙可以长期有效地支持口腔功能，提升患者的生活质量。

（2）自然感和美观度。

种植牙的修复体设计非常精细，能够与周围的自然牙齿完美融合。修复体一般由陶瓷或特定的合成树脂材料制成，具有良好的透明性和色彩稳定性，可以根据患者的口腔结构和牙齿颜色进行定制。这种自然感使种植牙在外观上与自然牙齿无异，从而提升了患者的美观度和自信心。

相比之下，传统的义齿可能由于材料选择或固定方式的限制，难以达到与自然牙齿相近的美观效果。种植牙通过高度个性化的设计和制作，确保每位患者都能够获得最佳的外观结果，让他们能够自如地展示笑容。

（3）保护邻近健康牙齿和牙槽骨。

传统的牙桥修复可能需要对邻近的健康牙齿进行削减，以提供支持。这种过程不仅会损害健康的牙齿组织，还可能导致邻近牙齿的过早损耗和牙龈问题。相反，种植牙不需要依赖邻近的牙齿，而是通过直接植入牙槽骨中的人工牙根来提供支持。

这种方式不仅可以避免对健康牙齿的伤害，还有助于保持牙槽骨的健康和稳定性。植入的人工牙根可以模拟自然牙根的功能，促进骨质的保持和再生，预防由于牙槽骨吸收而可能导致的面部形态变化。

（4）持久性和经济性。

种植牙具有显著的持久性优势。当种植体正确安装和适当护理后，它们可以持续多年甚至终身不需更换。相比之下，传统义齿可能需要定期更换或调整，特别是全口义齿。

长期来看，种植牙虽然初期投入较大，但在经济上是一种明智的选择。它们不仅减少了由于常规义齿带来的使用和维护费用，还提供了更为可靠和持久的口腔解决方案。

（5）提升口腔功能和生活质量。

种植牙不仅是牙齿缺失的解决方案，更是一种能够提升口腔功能和改善生活质量的全面治疗。它们为患者提供了稳固的咀嚼功能和自然的外观，使他们能够自信地展示笑容并享受各种食物。

种植牙技术的不断进步和应用推广，使得更多牙齿缺失患者能够受益。建议有牙齿缺失问题的患者，在选择种植牙修复前咨询专业牙医，进行全面的口腔评估和诊断，以确保选择最适合个人情况的治疗方案。

种植牙修复以其稳固性、自然感、保护邻近牙齿和牙槽骨、持久性及提升生活质量等多重优势，成为现代口腔医学中的重要创新，为牙齿缺失患者带来了安全、有效和可靠的解决方案。

96. 种植术后可能会有哪些不良反应？

种植牙手术作为一种复杂的口腔修复程序，通常是安全有效的。然而，像所有医疗程序一样，种植牙手术也可能引发一些不良反应或并发症。主要的不良反应包括：

（1）术后疼痛和不适感。

种植牙手术后最常见的反应之一是疼痛和不适感。这种不适通常由手术中切割软组织、植入人工牙根及手术后的局部炎症反应引起。疼痛的程度因人而异，通常在手术后几天内逐渐减轻。医生通常会建议患者在手术后几天内服用止痛药来缓解疼痛。

（2）牙龈肿胀和出血。

种植牙手术后，患者可能会经历牙龈肿胀和局部出血。这是正常的生理反应，通常在术后几天逐渐减少。冷敷和正确的口腔卫生习惯有助于减轻这些不适。

（3）感染和口腔炎症。

尽管种植牙手术是在严格无菌条件下进行的，但仍有可能发生感染。口腔炎症可能是由于手术后未能正确保持口腔清洁，或有其他口腔卫生问题导致的。早期的感染症状包括持续性的疼痛、严重的肿胀、发热等。处理感染的关键是及时就医，接受医生的治疗和建议，必要时使用抗生素。

（4）人工牙根移位或失败。

在少数情况下，种植牙手术后人工牙根可能会出现移位或失败。这可能是由于手术过程中植入的牙槽骨不足、手术后期护理不当或患者的个体差异造成的。如果人工牙根未能成功与周围骨组织结合，可能需要进行额外的手术来修复或移除。

（5）周围组织损伤。

在种植牙手术过程中，周围的神经、血管或其他口腔结构可能会受到损伤。这种情况相对罕见，但可能会导致感觉异常、刺痛或血管供应问题。一旦出现这些症状，患者应及时与牙医联系进行评估和治疗。

（6）骨组织不适应或排斥反应。

有时候，植入的人工牙根可能引发骨组织的不适应或排斥反应。这种情况可能是由于种植体材料的问题、植入位置选择不当或患者的免疫系统反应引起的。这种情况通常会导致手术后的不适和可能需要重新评估和治疗。

（7）咀嚼和咬合问题。

在种植牙手术后，有时可能出现咀嚼和咬合问题。这可能是由于种植体的位置不理想或修复体设计不当导致的。这些问题需要通过进一步的调整和矫正来解决，以确保正常的咀嚼功能。

（8）长期的口腔健康问题。

在手术后的长期观察期间,患者可能会面临口腔健康问题,例如牙龈退缩、牙周炎或种植体周围的骨质流失。这些问题通常可以通过定期的口腔护理和定期的专业检查来预防和管理。

对于任何种植牙手术后的不良反应，及时的咨询和治疗至关重要。以下几点建议有助于减少不良反应的风险。

（1）遵循医生的建议和指导。包括术后的口腔卫生习惯、饮食限制、药物使用等。

（2）定期复诊和检查。确保种植牙的愈合过程正常进行，及时发现和处理任何问题。

（3）保持良好的口腔卫生。每天刷牙、使用牙线和漱口，有助于减少感染和炎症的风险。

温馨提示：

　　种植牙手术通常是安全和有效的，但仍有可能出现一些不良反应和并发症。通过了解这些潜在问题及其应对方法，患者可以更加自信和放心地接受这一现代化的牙齿修复技术，以重获口腔健康和完整功能。

第七章

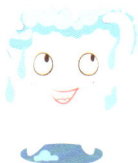

口腔正畸问题及误区
——让牙齿们重新"站好队"

97. 什么是口腔正畸 ?

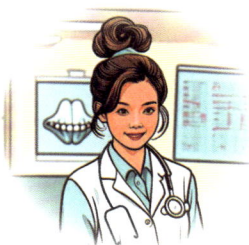

暑假到了，来矫正牙齿的学生越来越多，在学习口腔正畸技术的同时，不要忘记牙齿的基础知识，今天来考查一下大家的基础知识掌握的怎么样？小张，你来说一下牙齿错位的分类。

老师，我是这么理解的，咱们专业角度有安氏分类、毛氏分类。但如果从我们服务对象理解角度讲的话，按照症状分类比较好理解。牙齿错位简单分为两大类：一是牙齿排列异常，二是上下颌关系异常。

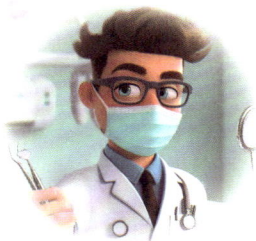

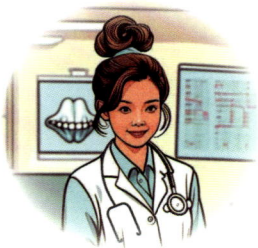

小王，你接着往下详细讲！

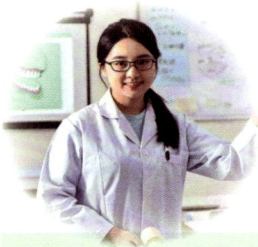

　　好的，老师。牙齿排列异常指牙齿在牙弓上的位置、方向或排列顺序出现异常。包括：①拥挤。牙齿数量过多或牙弓空间不足导致牙齿重叠、拥挤在一起，常见于前牙区域。②稀疏。牙齿之间出现间隙，可能是先天缺牙或牙齿过小导致。③扭转。个别牙齿发生旋转，例如门牙扭转，影响美观。④异位萌出。牙齿萌出的位置或方向异常，例如"虎牙"外突。

　　上下颌关系异常是指上下颌骨骼发育不协调，导致上下排牙齿无法正常咬合。包括：①前牙反𬌗（地包天）。下颌前突，下前牙位于上前牙的外侧。②后牙反𬌗（偏𬌗）。一侧或两侧后牙反𬌗，表现为一侧脸颊偏大。③开𬌗。上下牙之间无法完全咬合，形成间隙，常见于前牙或后牙区域。

④ 深覆𬌗（龅牙）。上前牙过度覆盖下前牙，严重时下前牙可能咬到上牙龈。

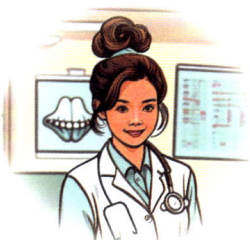

非常棒！牙齿错位除了影响外观外，还会带来哪些问题？

除外观影响外，牙齿错位还会带来的问题：① 引起咀嚼功能障碍。影响食物的正常咀嚼，增加胃肠负担。② 口腔卫生维护困难。牙齿拥挤、排列不齐容易积攒食物残渣，难清洁，增加患龋齿、牙周疾病风险。③ 影响面部发育。严重的骨性错位会影响面部骨骼正常发育，导致面部不对称。④ 发音障碍。个别牙齿错位，如开𬌗可能影响发音清晰度。⑤ 心理健康问题。牙齿不美观会影响自信心，造成社交障碍和心理压力。

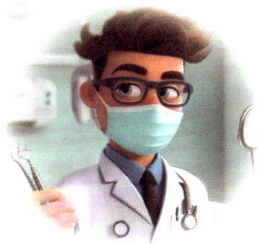

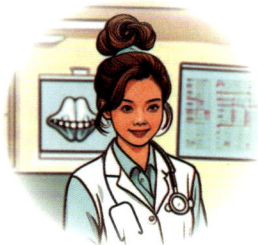

小李，轮到你来回答了，哪些因素会引起牙齿的错聆畸形？

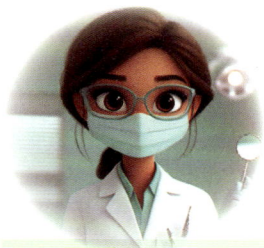

好的，老师。牙齿错聆畸形受到三方面的影响：① 现代文明发展的影响。近代食物精细加工导致颌骨发育明显缩小，导致牙齿数量与颌骨大小不匹配，出现拥挤错位。② 遗传差异和父母遗传。如果父母本身就是地包天、下颌骨发育不全，孩子一般也会遗传到。③ 不良习惯的影响。经常咀嚼会提高颌骨和牙齿尺寸，较少咀嚼会引起牙弓发育不良、牙列不齐。不良吮吸习惯导致地包天。吐舌吞咽容易使前牙受到更大的导致牙齿外突的力量，导致牙开聆、牙前突。再就是静息时鼻呼吸比口呼吸阻力更大，扁桃体肥大、腺样体及鼻腔疾病导致口呼吸症状的孩子，更容易发生牙齿前突、下颌骨发育不良现象。

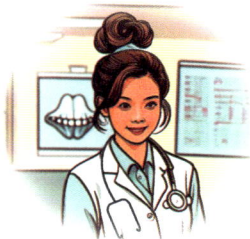

知识都掌握得不错，接下来我们一起探讨为什么要进行正畸治疗？

牙齿正畸治疗小贴士

（1）牙齿不齐影响口腔健康，导致龋齿、牙龈炎、牙周炎等发生，同时咬合不正还会加剧牙齿磨损，甚至导致牙齿松动脱落。

（2）牙齿不齐影响面容美观。牙齿排列不齐、咬合不正会导致面部不对称，影响个人形象和自信心。地包天、龅牙等问题会对容貌造成一定的影响。

（3）牙齿不齐影响身体健康。咬合不正影响咀嚼功能，导致消化不良。反𬌗会影响呼吸、发音，甚至引发头痛、颞下颌关节紊乱等问题。

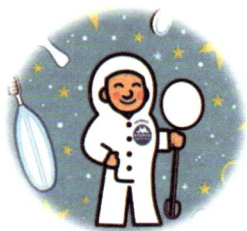

温馨提示：

牙齿正畸不仅仅是为了美丽，更是为了口腔健康和全身健康。无论是儿童、青少年还是成年人，如果存在牙齿排列不齐、咬合不正等问题，都应该及时咨询专业的正畸医生，进行必要的矫正治疗。早发现、早治疗，才能拥有健康美丽的笑容。

医生，我家孩子还没有换完牙齿，但是牙齿不整齐，现在需要矫正吗？

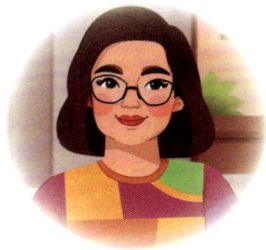

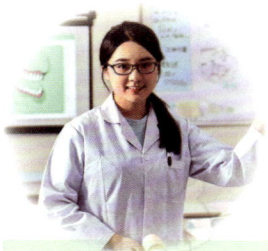

不是所有牙列不整齐都需要正畸，要根据拍摄头颅错位片并测量后再给出建议。乳牙前期的牙列不整齐是正常情况，随颌骨的发育牙齿出现间隙是为恒牙萌出提供间隙。替牙早期牙齿拥挤、不齐，若没有炎症和骨发育异常，如牙弓较窄、上下颌发育不足或不良习惯导致的牙齿及颌骨发育畸形，可待牙齿换完再行矫正。恒牙早期出现的牙齿不整齐是牙齿矫正的信号，如门牙扭转、尖牙突出、后牙歪歪扭扭等都是矫正信号，越早越好。

医生，小朋友的牙齿矫正有最佳开始时间吗？

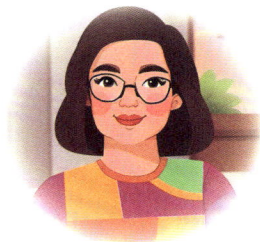

牙齿矫正不是越早越好，也并没有绝对的最佳年龄，应该根据孩子的具体情况而定。①3～6岁乳牙期阶段，主要是干预孩子的不良习惯，吮指、口呼吸及早纠正。②6～12岁混合牙列期是颌骨发育高峰期，孩子有明显的反𬌗、严重的牙齿拥挤，应利用颌骨生长潜力尽早初步矫正。③12～18岁恒牙期是进行全面矫正最佳时期，孩子生长发育相对稳定，矫正效果好。具体矫正时机由专业医生评估。

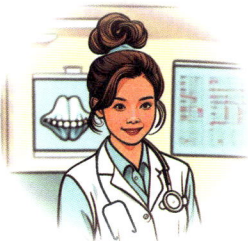

医生，我 38 岁再矫正牙齿不整齐会不会太迟了？

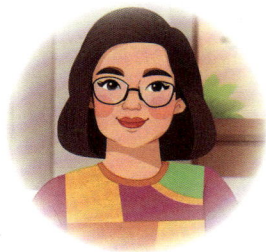

正畸任何时候都不晚，牙齿矫正并没有绝对的年龄限制，需要医生做个详细的检查，看是否符合正畸要求。只要牙周健康状况良好，任何年龄都可以矫正的。注意：① 选择正规医院和医生。② 进行全面口腔检查，包括拍 X 线片、制作牙模，评估牙齿状况、咬合关系和是否存在口腔健康问题。③ 根据牙齿情况、年龄、职业制订个性化方案，给出矫正器类型、治疗时间和预期效果。④ 保持口腔卫生，定期进行口腔清洁。⑤ 坚持佩戴保持器巩固矫正效果，防止反弹。

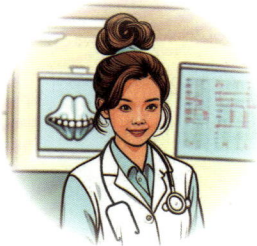

哪些成年人需要做
牙齿矫正？

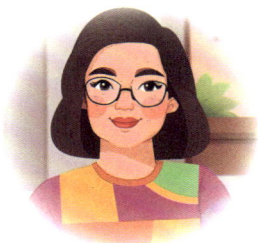

有以下几个特征的人需要做牙齿矫正：① 牙齿拥挤。牙列紧密影响美观和清洁。② 牙缝过大影响美观和发音。③ "地包天"和"天包地"。上下颌骨发育异常导致的咬合关系错乱，影响美观和咀嚼功能。④ 深覆𬌗或开𬌗。上下牙咬合过深或无法咬合，影响咀嚼功能和发音。⑤ 牙齿缺失。牙齿缺失导致临近牙齿倾斜影响咬合关系。

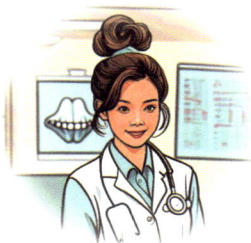

98. 正畸全过程会经历什么

医生，对正畸我既期待，又害怕，您给我讲下整个过程我们会经历什么事情？

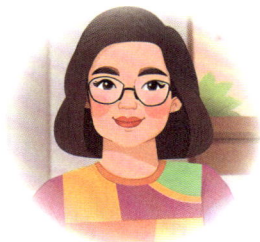

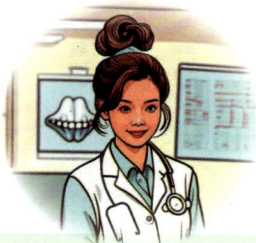

　　别担心，在进行矫正前做三件事：① 进行全面的口腔检查，让医生了解你的牙齿状况、咬合关系，是否存在龋齿和牙周炎等口腔问题，如果有，在矫正前要处理掉。② 选择合适的矫正方式，如金属托槽、隐形牙套等，医生根据您的牙齿状况推荐合适的矫正方案供您选择。③ 心理准备，牙齿矫正时间周期长，可能要几年时间，矫正过程中可能会遇到牙齿酸痛、口腔溃疡，要积极配合医生。

　　矫正过程中也要做好三件事：① 佩戴矫治器会增加清洁牙齿难度，更要注意口腔卫生，每天早晚刷牙，使用牙线或牙缝刷清洁牙缝，定期进行口腔清洁。② 遵医嘱。严格按照医嘱按时复诊。③ 饮食注意。避免过硬、过黏的食物，如坚果、口香糖等，以免损坏矫正器，尽量减少含糖饮料和甜食，预防龋齿。

　　矫正后还是做好三件事：① 坚持佩戴保持器。矫正结束后，牙齿需要一段时间才能稳定在新位置，防止反弹的最好做法是遵医嘱佩戴保持器，需要佩戴数年。② 定期复查。方便医生发现问题及时调整。③ 养成良好的口腔习惯。定期洗牙是维持牙齿健康和矫正效果的关键。

99. 正畸会有牙套脸吗 ❓

医生，我还有一个问题，
正畸会变成牙套脸吗？

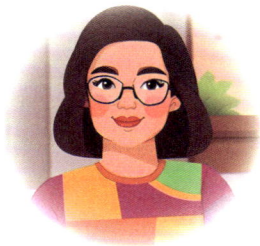

牙套脸是民间说法，并非医学诊断，是指戴牙套后面部凹陷、颧骨突出，让人显得衰老憔悴。其发生有两个原因：

（1）带牙套后，牙齿咬合力下降，咀嚼肌的锻炼减少，导致咀嚼肌的暂时性萎缩，咀嚼肌体积变化影响面部线条，太阳穴和脸颊部分显得凹陷。

（2）脂肪垫萎缩：有人矫牙过程中减少食量或牙套不适导致食欲下降，面部脂肪减少，显得颧骨突出，面颊凹陷。随着矫正进行，牙齿咬合逐渐恢复正常，咀嚼肌慢慢恢复原来大小，加上合理饮食，面部会逐渐饱满，牙套脸消失。

所以，牙套脸只是暂时现象。

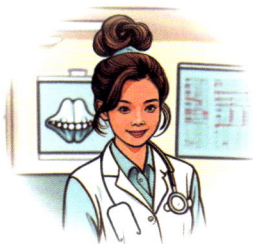

100. 正畸治疗结束后如何保持？

医生，都说成人正畸路漫漫，为啥正畸结束后还需要佩戴保持器这么长的时间？

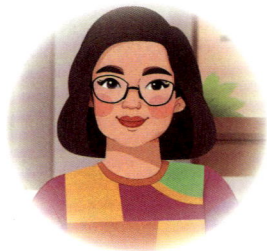

正畸结束后，牙齿虽然移动到了理想位置，但牙周组织改建还需要一段时间稳定下来，所以需要佩戴正畸保持器，帮助牙齿稳定在新位置，预防复发。正畸保持器作为牙齿的"护身符"，有两个作用：① 维持牙齿位置，防止牙齿发生移动反弹，保护牙周组织和骨骼适应新咬合关系。② 预防吐舌、咬笔、牙齿的自然生长趋势导致的复发，巩固矫正成果。

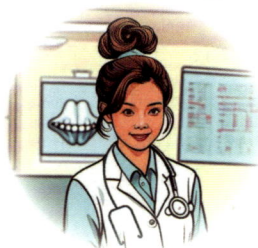

正畸保持器类型小知识

（1）哈雷式保持器：金属丝和塑料基托组成，可自由摘戴，清洁方便，目前应用最为广泛。

（2）隐形保持器：外观透明，美观舒适，可自行摘戴，需保持良好的佩戴习惯，避免丢失或损坏。

（3）舌侧固定保持器：固定在牙齿内侧，不易被察觉，佩戴方便，清洁难度相对较高。

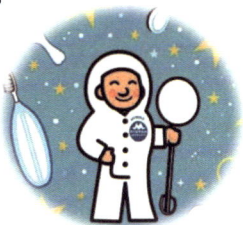

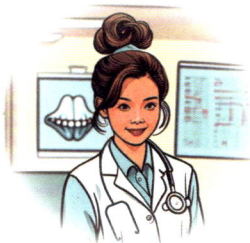

正畸保持器发挥作用的注意事项：①坚持佩戴。矫正结束后需全天佩戴一段时间后再逐渐减少佩戴时间。②注意清洁。每天使用软毛牙刷和清水刷洗保持器，避免用热水和强效清洁剂。③定期复诊。帮助医生了解牙齿情况，及时调整保持器或治疗方案，确保矫正效果。

附录

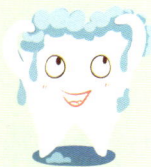

关注不同人生阶段的口腔健康

I. 你会正确使用各种口腔卫生工具吗？

奶奶，你会刷牙吗？今天幼儿园老师请了医生来教我们刷牙！

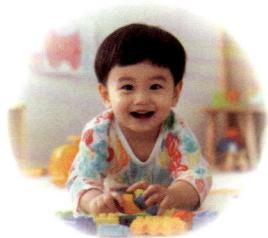

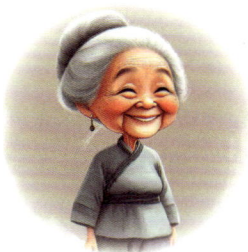

这话问的，奶奶都七十多的人了，还能不会刷牙！

妈，时代不同了，现在做什么事情都要讲究科学，让当牙医的小妹来讲讲看，怎样刷牙算科学！

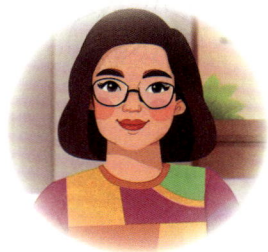

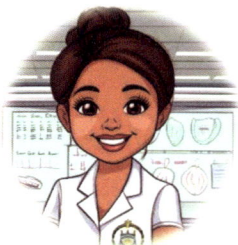

巴氏刷牙法目前被认为是有效清洁牙齿的方法。

（1）选择毛尖圆滑不尖锐的软毛牙刷：硬毛刷会损伤牙龈和牙齿表面。

（2）正确涂抹牙膏：豌豆大小的牙膏涂在牙刷上。

（3）牙刷靠在牙龈牙齿交界处，45°角刷牙，轻柔刷，避免伤害牙龈。每次刷 2～3 颗，小范围圆形或上下滑动的运动方式。

（4）彻底清洁每一个牙齿的所有表面：内、外、咬合面都兼顾到。

（5）最后用牙刷背面或专用舌刷轻刷舌头表面。

（6）每天 2 次，每次持续 2 分钟，牙刷 3 个月换一次。

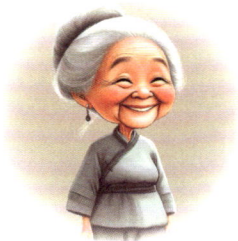

巴氏法刷牙果然让我不口臭了。我用力刷牙、一个牙刷用一年的做法原来是错误的！

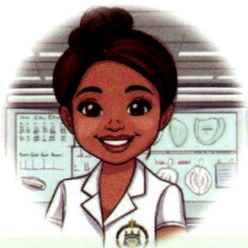

牙线用来清除刷牙无法触及的牙缝中残渣和细菌。牙线的科学使用方法：

（1）选择传统牙线线轴或便捷牙线棒。

（2）使用大约45 cm长的牙线，确保每次有干净牙线用。

（3）牙线绕中指，两端用示指、拇指控制，留3～5cm供使用。

（4）将牙线轻轻插入牙缝，避免用力损伤牙龈。

（5）在牙缝中来回移动牙线，确保清洁每个触面。

（6）避免粗暴造成牙龈出血，每天用牙线一次，晚间刷牙后用，牙列紧密时用超细牙线。

冲牙器通过高压水流冲洗牙齿和牙龈之间的食物残渣和细菌。冲牙器的科学使用方法：

（1）选择合适的冲牙器：旅游选便携式、家里用台式。

（2）根据个人口腔情况调整水流和压力。

（3）冲水箱注满温水或口腔清洁液。

（4）选择合适的喷嘴，对准牙齿和牙龈接触面，逐一冲洗每个牙齿的内外和咬合面。

（5）清洁时间每次1～2分钟，每天一次。

（6）每次使用清洗喷嘴，定期清洁牙器水箱和喷嘴。

温馨提示：

通过正确使用巴氏刷牙法、牙线和冲牙器，您可以全面清洁牙齿和口腔，预防龋齿、牙周疾病和口臭，同时保持口腔清洁和健康。定期的牙医检查也是维护口腔健康的重要步骤之一。

II. 萌牙期小朋友的口腔保健注意事项有哪些？

要听医生的话，做一个牙齿白白的可爱小朋友！

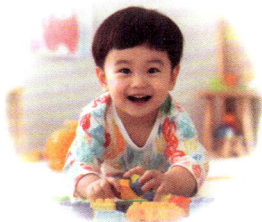

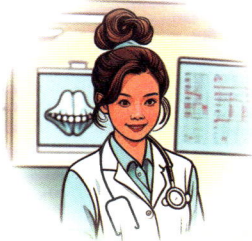

萌牙期处于处于乳牙开始逐步生长到恒牙替换阶段，6个月萌牙开始生长，3岁乳牙长齐，6岁开始替换恒牙。

这个阶段的小朋友牙齿口腔保健特别需要家长的关注和正确引导。

（1）了解和观察乳牙萌出情况：6～12个月中央门牙、9～16个月侧门牙、12～20个月第一乳磨牙、20～30个月第二乳磨牙、16～23个月尖牙。确保每颗乳牙顺利萌出。

（2）一岁开始定期口腔检查：确保牙齿和牙龈的健康。

（3）为儿童选择合适的儿童软毛牙刷，使用低氟含量儿童牙膏，将牙刷放在牙齿和牙龈交界处45°角轻柔地刷洗牙齿表面，每次持续2分钟，早晚各一次。

儿童口腔清洁也可以使用牙线：

（1）儿童牙线细软，适合小牙缝使用。

（2）牙线绕在中指上，两端用示指和拇指控制。

（3）轻轻插入牙线到牙缝中，缓慢来回移动。

（4）每天用1次，晚上刷牙后用。

特别需要家长做到：

（1）控制幼儿期糖果和高糖饮料摄入量，防止蛀牙。

（2）保障幼儿期新鲜蔬菜水果的摄入，做到多样化。

（3）一年一次带幼儿看牙医进行口腔检查和清洁。

（4）定期涂抹氟化物预防蛀牙发生。

（5）培养幼儿良好的口腔卫生习惯，定期更换牙刷。

Ⅲ. 换牙期小朋友的口腔保健注意事项有哪些？

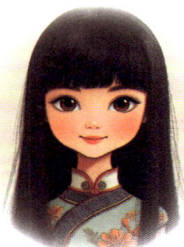

医生，我换牙了，为啥有的乳牙还没掉，恒牙就开始长，平时要注意什么？

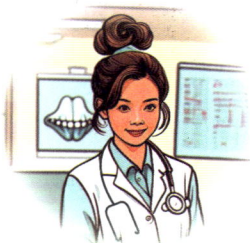

　　换牙期是一个特殊阶段，6～12岁小朋友乳牙逐渐被恒牙代替。这个阶段口腔健康影响到未来的口腔健康，一定注意几点：

　　（1）观察牙齿生长情况：密切关注孩子牙齿的生长情况，确保新牙逐步替换乳牙，没有异常情况。

　　（2）定期口腔检查：孩子在换牙期间定期去牙医处进行口腔检查，确保牙齿和牙龈的健康。

　　（3）选择合适的牙刷牙膏：选择头部大小适中，毛尖圆滑，能够轻柔地清洁牙齿和牙龈的软毛牙刷和含氟量适中的儿童牙膏。

（4）使用正确的刷牙方法：牙刷放在牙齿和牙龈交界处，以45°角轻柔刷洗，避免用力过猛。每次至少持续2分钟，早晚各一次，年幼孩子需由家长示范并监督。

医生，那我还能做些什么？

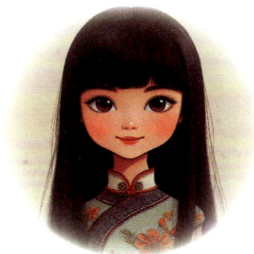

换牙期儿童需要做到：

（1）定期到牙医处洁治，去除牙齿表面的牙石和菌斑。

（2）易患蛀牙的乳牙牙齿进行窝沟封闭，预防蛀牙发生。

（3）科学饮食习惯培养：晚上控制糖果和高糖饮料，减少蛀牙风险，增加新鲜水果蔬菜摄入，保障营养提供，还要少喝碳酸饮料。

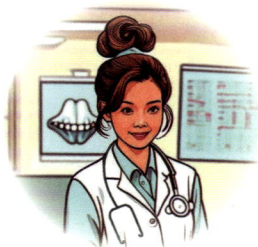

医生，那我爸爸妈妈在哪些方面可以帮助我？

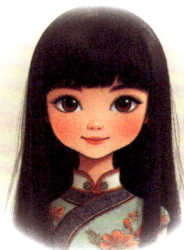

家长需要做到：

（1）定期带孩子到牙医处检查，发现问题及时处理。

（2）教育孩子正确的刷牙方法和培养良好的饮食习惯。

（3）时常关注孩子牙齿的生长情况，有问题及时带孩子就医。

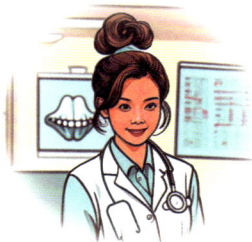

IV. 妊娠期女性的口腔保健注意事项有哪些？

医生，为何说备孕和孕期妇女口腔疾病更麻烦？健康备孕的条件里还包括健康口腔？

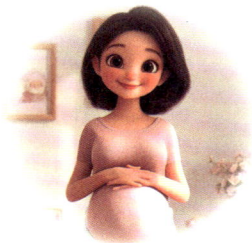

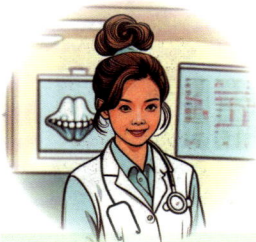

孕前的口腔健康准备包括：

（1）口腔检查和治疗：确保没有未治疗的龋齿或牙周疾病，及时进行龋齿和牙体修复，避免孕期口腔治疗带来的风险。拔除阻生齿，防止孕期智齿冠周炎。

（2）建立良好的口腔卫生习惯：软毛刷每天刷牙2次，使用含氟牙膏预防蛀牙。

（3）调整饮食习惯：控制甜食和高糖饮料，减少糖分摄入避免蛀牙，增加新鲜水果蔬菜摄入，保障营养提供。

孕期的口腔保健关注激素水平变化：

（1）妊娠型牙龈炎：激素导致牙龈更容易肿胀和出血。

（2）孕期龋齿：口腔卫生习惯或营养摄入频次改变增加龋齿风险。

孕期的口腔保健建议：

（1）定期口腔检查：持续关注治疗牙龈和龋齿问题。

（2）控制牙龈炎症：正确刷牙和使用牙线预防和控制妊娠型牙龈炎。

（3）密切关注牙龈出血、口臭、口干等口腔变化，避免自行服用抗生素和止痛药物。

孕后期和哺乳期的口腔保健建议：

（1）孕后期：激素水平趋于恢复正常，继续定期检查，恢复到孕前的口腔卫生习惯。

（2）哺乳期：继续使用含氟牙膏每天至少两次刷牙，注意营养摄入，保持口腔黏膜的健康和水合状态。

发生口腔疾病会影响胎儿吗？

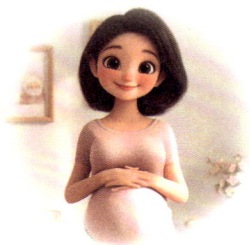

口腔健康对胎儿的影响：

（1）重度牙龈炎有引发早产的风险。

（2）口腔炎症反应对胎儿的健康产生不良影响。

（3）孕妇良好的营养状态有助于胎儿牙齿的正常发育。

（4）口腔微生态的平衡可能影响胎儿口腔内菌群形成。

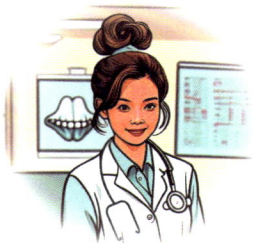

温馨提示：

　　妊娠期间的口腔保健不仅仅是为了孕妇自身的健康，更是为了未来宝宝的健康。通过孕前的充分准备、孕期的专注护理和孕后的持续关注，可以有效降低口腔疾病对母婴健康的潜在风险。

V. 老年人群的口腔保健注意事项有哪些？

　　医生，我们老年人口腔有哪些问题需要注意啊？来医院一趟不容易，您给讲讲平时需要注意些什么。

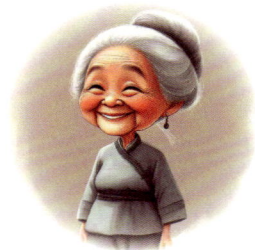

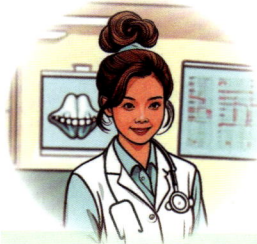

老年人的口腔健康问题包括以下几点：

　　（1）牙齿问题：牙齿磨损、龋齿和牙周疾病风险增加。部分老年人可能面临牙齿松动或牙齿缺失。

（2）牙龈问题：牙龈退缩、牙龈炎症等易引发牙槽骨吸收和牙齿松动。

（3）口腔干燥：老年人口腔分泌唾液减少，易导致口腔干燥，易引发口腔溃疡和牙齿龋坏。

（4）全身健康影响：老年人糖尿病、心脏病高发，和口腔疾病相互影响，口腔疾病可能加重全身疾病，全身疾病导致口腔疾病难康复。

我都一把年纪了，牙齿还需要修补吗？

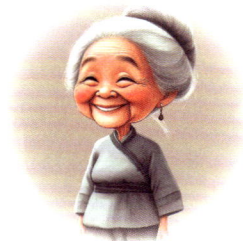

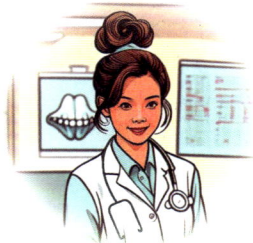

阿姨，牙齿对老年人生活质量和全身健康很重要呢！

（1）保障营养摄取：健康的牙齿和口腔有助于有效咀嚼食物，帮助消化吸收，避免因咀嚼困难而影响饮食结构。

（2）预防口腔疾病：定期的口腔检查和正确的口腔卫生习惯有助于预防牙龈炎、黏膜疾病和牙齿龋坏等问题。

（3）减少全身健康风险：通过保持口腔健康可以降低心脏病、卒中、糖尿病等慢性疾病的风险。

老年人口腔保健小贴士

（1）定期口腔检查：每年一次口腔检查。

（2）良好的口腔卫生习惯：每天至少刷牙2次，使用牙线或牙线棒清洁牙缝，定期使用口腔漱口水。

（3）合理饮食：推荐摄入丰富维生素D和钙。

（4）戒烟限酒：减少口腔干燥和牙龈疾病发生风险。

（5）关注口腔干燥：使用含有生物性唾液替代物的口腔保健品。

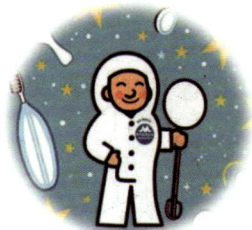

（6）定期更换牙刷：选择软毛牙刷，减少牙龈刺激。

温馨提示：

老年人更要重视口腔卫生问题，因为老年慢性病和口腔疾病相互影响，更容易影响全身健康。

VI. 影响口腔健康的坏习惯有哪些

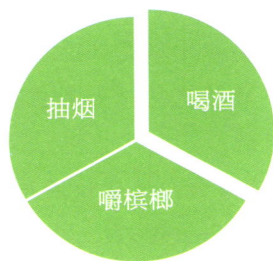

▲ 影响口腔健康的三大坏习惯

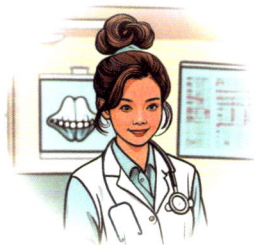

抽烟对口腔健康的影响：

（1）牙齿变黄：严重时甚至可能导致牙渍。

（2）口腔干燥：增加牙齿龋坏的风险。

（3）牙龈问题：吸烟会增加患牙周疾病（如牙龈炎）的风险，牙龈出血、牙龈退缩等问题。

（4）口腔癌风险增加：抽烟者患口腔癌的风险显著增加，尤其是口腔内部、舌头和咽喉部位。

喝酒对口腔健康的影响：

（1）牙齿腐蚀：酸性物质腐蚀牙齿表面，加速牙齿龋坏发展。

（2）口腔干燥：酒精抑制唾液分泌，长期饮酒导致口腔干燥，增加口腔溃疡和牙龈炎风险。

（3）牙龈问题：酒精消耗维生素C导致牙龈炎症加重，牙龈出血和牙槽骨吸收。

（4）口腔癌风险增加：过量饮酒与口腔癌的发病率有关联，尤其是口腔内部和咽喉部位。

嚼槟榔对口腔健康的影响：

（1）牙齿损伤：槟榔中的碱性成分导致牙齿表面磨损和变黄。

（2）口腔溃疡：长期嚼槟榔刺激口腔黏膜，导致口腔溃疡的发生。

（3）牙龈问题：槟榔的刺激引发牙龈炎，导致牙龈出血和牙龈萎缩等问题。

（4）口腔癌风险增加：嚼槟榔者患口腔癌风险增加，尤其是口腔内部和舌头部位。

预防口腔疾病小贴士

（1）定期口腔检查：半年一次口腔检查和洁治。

（2）良好的口腔卫生习惯：每天至少刷牙2次，使用牙线或牙线棒清洁牙缝，使用漱口水清洁口腔。

（3）健康的生活方式：保持均衡饮食，摄入丰富维生素矿物质。

（4）戒烟、限酒、少槟榔：降低口腔健康问题发生风险。

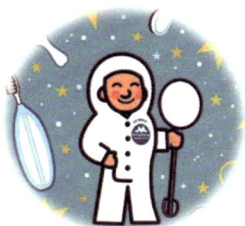

Ⅶ. 口腔疾病与其他疾病有什么关系

医生，据说口腔疾病和很多疾病有关，哪些疾病和口腔疾病有关啊？

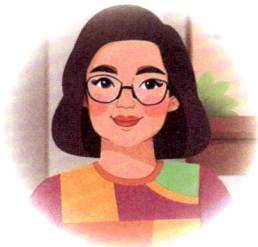

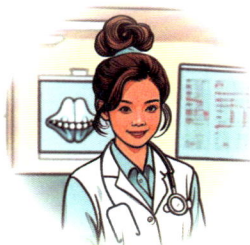

的确，口腔疾病和心脏疾病、糖尿病、呼吸道疾病、妊娠期健康、全身炎症和免疫系统疾病都有关系。

（1）牙周疾病与心脏病：牙周疾病如牙龈炎与心脏病、

卒中及动脉硬化有关联。炎症反应影响这些疾病的发展。

（2）口腔细菌与心血管问题：口腔中的细菌如放线菌等可能通过血液循环进入身体其他部位，导致心脏病的发生或加重。

（3）牙周疾病与糖尿病：牙周疾病可能使糖尿病更难以控制，因为牙龈炎会导致血糖水平上升。

（4）口腔健康问题与糖尿病：糖尿病患者更容易患口腔感染和牙周疾病，这些问题也可能加重糖尿病的并发症。

（5）口腔细菌与肺部感染：口腔中的细菌如肺炎球菌可能通过呼吸道进入肺部，导致呼吸道感染的风险增加。

（6）口腔健康与睡眠呼吸暂停综合征：牙齿健康不佳可能导致睡眠呼吸暂停综合征的发生，影响呼吸系统功能。

（7）牙周疾病与早产风险：牙周疾病可能增加早产和低出生体重的风险。

（8）孕期牙龈炎与全身炎症反应：孕期牙龈炎可能加剧全身炎症反应，对母体和胎儿健康造成影响。

（9）牙龈炎与全身炎症反应：牙龈炎可能导致全身炎症反应增加，对全身健康产生负面影响。

（10）口腔卫生与免疫系统健康：良好的口腔卫生习惯有助于减少口腔细菌对免疫系统的负面影响，维持全身免疫系统的正常功能。